BIBLIOTHÈQUE SCIENTIFIQUE CONTEMPORAINE

LES

ARASITES DE L'HOMME

(ANIMAUX ET VÉGÉTAUX)

BIBLIOTHÈQUE SCIENTIFIQUE CONTEMPORAINE

LES PARASITES

DE L'HOMME

(ANIMAUX ET VÉGÉTAUX)

PAR

R. MONIEZ

DOCTEUR EN MÉDECINE, DOCTEUR ÈS SCIENCES
PROFESSEUR A LA FACULTÉ DE MÉDECINE DE LILLE

Avec 72 figures intercalées dans le texte

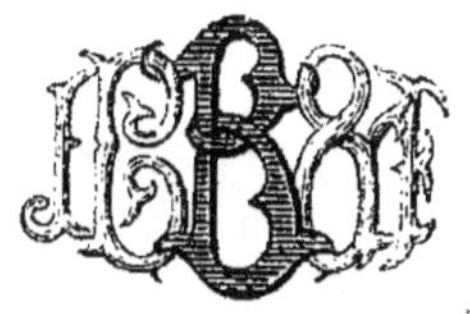

PARIS

LIBRAIRIE J.-B. BAILLIÈRE ET FILS

RUE HAUTEFEUILLE, 19, PRÈS DU BOULEVARD SAINT-GERMAIN

1889

Tous droits réservés

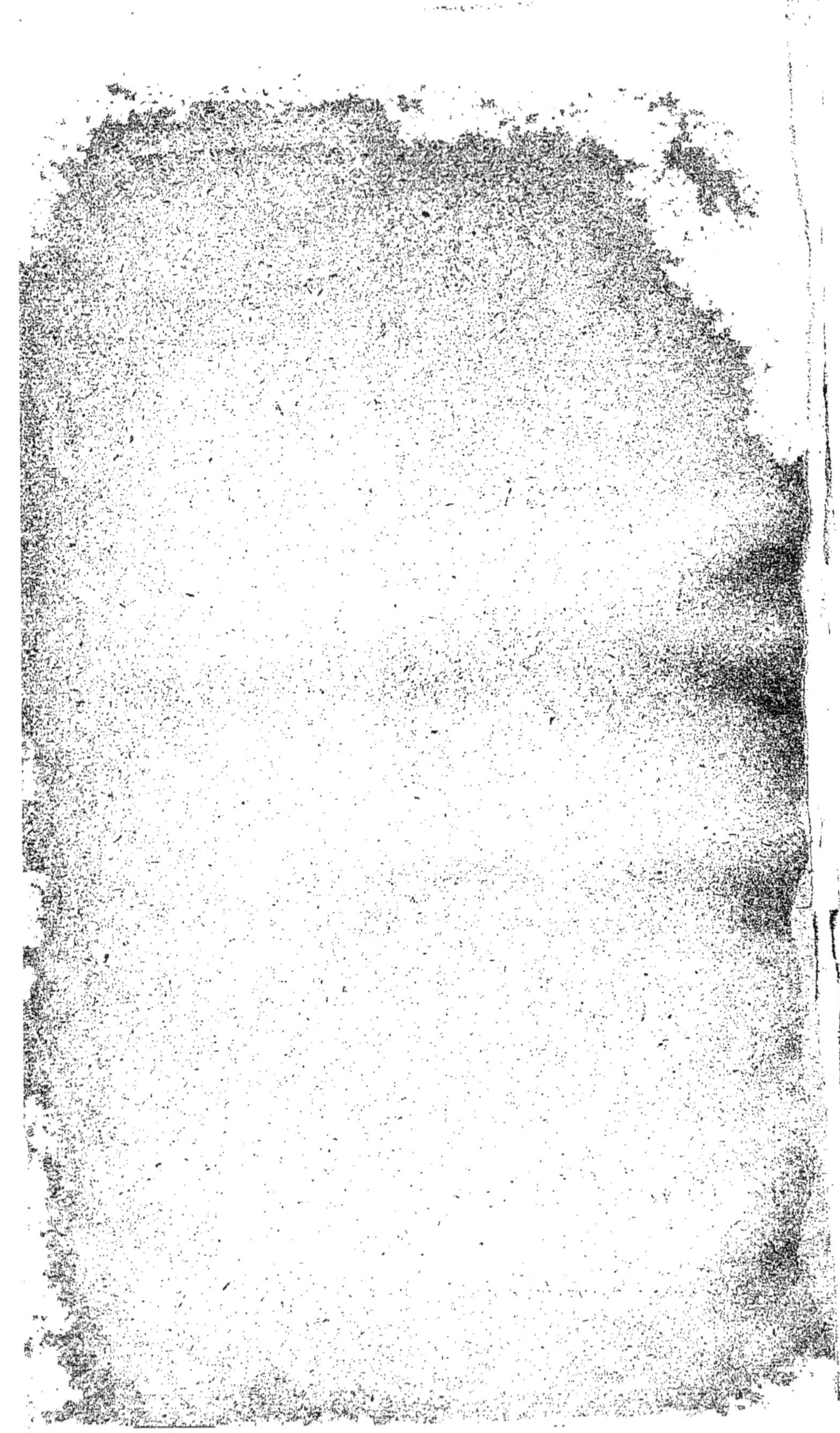

LES PARASITES

DE L'HOMME

(ANIMAUX ET VÉGÉTAUX)

PAR

R. MONIEZ

DOCTEUR EN MÉDECINE, DOCTEUR ÈS SCIENCES
PROFESSEUR A LA FACULTÉ DE MÉDECINE DE LILLE

Avec 72 figures intercalées dans le texte

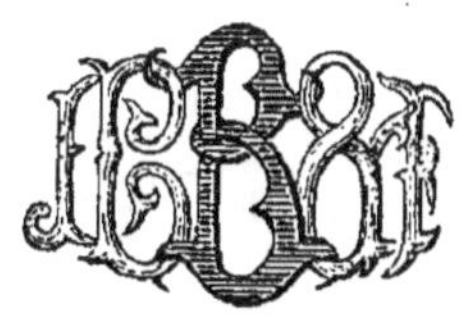

PARIS

LIBRAIRIE J.-B. BAILLIÈRE ET FILS

RUE HAUTEFEUILLE, 19, PRÈS DU BOULEVARD SAINT-GERMAIN

1889

Tous droits réservés

AVANT-PROPOS

Nous réservons le nom de *parasites* aux êtres qui vivent sur d'autres animaux ou sur des végétaux dont ils tirent tous leurs moyens de subsistance, à un moment donné de leur évolution au moins. Nous éliminons par cette définition tous les êtres appelés quelquefois à tort parasites, mais qui ne sont que des *commensaux* suivant l'expression de van Beneden ou des *mutualistes* [1].

Cette manière de comprendre notre sujet, nous permet aussi de retirer de la liste des parasites humains, des animaux de proie, comme la Punaise, par exemple, qui n'est pas plus parasite que ne le sont les Mammifères carnassiers. Au reste, il ne faut pas s'exagérer l'importance de ces sortes de définition sur lesquelles il serait puéril d'insister longuement.

Tous les êtres vivants, même les plus inférieurs en organisation, sont susceptibles d'être attaqués par les parasites soit internes soit externes, et dans tous les groupes, sauf celui des Vertébrés (si on exclut la Myxine), on trouve de nombreuses espèces qui sont devenues parasites ; parfois, quelques formes seulement d'un même groupe ont perdu leur indé-

---

[1] Le *commensal*, dit le prof. de Louvain, ne vit pas aux dépens de son hôte : tout ce qu'il désire, c'est un gîte ou son superflu. Ex. : le Fierasfer qui se loge dans le tube digestif des Holothuries, le Pinnotère qui vit entre les valves des Moules. Le nom de *mutualistes* est donné aux animaux qui vivent les uns sur les autres sans être ni parasites ni commensaux.

pendance, et d'autrefois, des rameaux puissants se sont détachés de la souche libre, donnant naissance à un nombre très considérable de parasites : c'est même dans ce dernier cas que l'on observe le parasitisme le plus complet. La plupart des parasites animaux ont choisi d'autres animaux comme hôtes, quelques-uns seulement se sont adressés aux végétaux, mais ceux-ci ne sont jamais des parasites complets, en ce sens qu'ils traversent, à un moment donné de leur existence, une phase de liberté. Un certain nombre de végétaux s'attaquent aussi aux animaux, mais ils sont très peu variés comme formes ; ainsi que nous le verrons plus loin, ils n'appartiennent qu'au groupe des Champignons : tant est profonde la spécialisation que l'existence de la chlorophylle imprime aux autres végétaux, qu'ils ne peuvent s'adapter aux organismes animaux.

Le parasitisme peut se faire à des degrés très divers et, dans notre étude des parasites de l'Homme, nous allons voir que les uns ne sont qu'accidentels et vivent normalement, pour ainsi dire, dans des matières animales mortes (beaucoup de larves de Diptères), que d'autres sont parasites temporaires (ex. : la Chique) et qu'il en est beaucoup dont le parasitisme est permanent. Disons encore, en terminant, qu'à côté des parasites internes, les plus nombreux et les plus importants, il y a aussi ceux qui vivent à l'extérieur, fixés sur leur hôte qu'ils ne peuvent quitter (Polystomes, etc.); d'autres parasites externes sont libres en tout temps, comme certains Poux ; ils ont les caractères des animaux libres et méritent à peine le nom de parasites.

R. MONIEZ.

Mars 1888.

TABLE DES FIGURES

LES
PARASITES DE L'HOMME
ANIMAUX ET VÉGÉTAUX

PARASITES ANIMAUX

I

ORIGINE DES PARASITES

D'une manière générale, l'on peut dire que l'origine des parasites *externes* n'est pas la même que celle des parasites *internes*. Les premiers étaient à l'origine des animaux de proie vivant en liberté et qui se jetaient sur les autres, pour en sucer le sang ou d'autres liquides nourriciers, comme le font encore les Sangsues. Selon leur genre de vie qui les mettait en rapport avec telles ou telles formes, selon leurs armes qui leur permettaient d'attaquer telles ou telles espèces, les différentes catégories d'animaux de proie dont nous parlons vivaient aux dépens de différents groupes d'animaux. Ne se fixant d'abord sur leurs victimes que pour prendre leur repas, ils en

vinrent progressivement à s'installer à demeure sur
elles. Sous l'influence d'une alimentation surabondante et d'une sécurité plus grande, l'espèce de ces
animaux prospéra et l'habitude du parasitisme s'accrut
chez leurs descendants : en même temps, leurs caractères se modifiaient plus ou moins profondément par
la disparition de tels organes de relation devenus inutiles à un animal fixé, par le développement de
l'appareil de fixation, par des modifications dans la
taille, etc.

Des espèces de tous les groupes des invertébrés se
placèrent dans ces conditions, s'attaquant à toutes les
parties accessibles des animaux, téguments externes,
branchies, bouche, etc. ; nombre d'entre elles enva-
hirent même, toujours en se modifiant, l'intérieur du
corps de leur hôte, des branchies gagnant la bouche,
pénétrant quelquefois entre les viscères ou, dans certains cas, et tout en restant à l'extérieur, envoyant des
sortes d'organes de succion qui pénètrent jusque dans
les profondeurs de l'organisme de l'hôte... Des *commensaux* et des *mutualistes* ont même pu ainsi devenir, un peu à la fois, de véritables parasites.

Mais, en général, les animaux dont nous parlons
sont restés parasites externes, tout en marchant parfois
vers une extrême modification des organes ; fait digne
de remarque, tous ces êtres conservent d'ailleurs pendant leur jeunesse, une phase de liberté, à laquelle
seulement on doit parfois de connaître leur place dans

la classification, tant l'adulte peut s'être éloigné de la forme qui est son point de départ.

L'origine des parasites *internes* doit être cherchée dans ces espèces qui, à l'état de liberté, vivent dans les eaux impures, aux dépens des matières organiques en décomposition. Introduits accidentellement, avec les boissons surtout, dans le tube digestif, certains de ces animaux ont pu y vivre et se sont adaptés à ce nouveau milieu, qui n'était pas sans présenter quelque analogie avec les conditions sous lesquelles ils étaient habitués à vivre. Les uns, comme les Nématodes, ne se sont guère éloignés de leur état naturel. D'autres, comme les Trématodes, en sont arrivés à s'écarter assez fortement de leurs ancêtres libres, les Turbellariés, bien que leur parenté avec ces animaux reste évidente. Enfin le parasitisme a tellement dégradé les Cestodes, qu'ils ont à peine conservé quelques caractères permettant de retrouver leurs affinités : il est vrai que ces derniers sont les plus complètement parasites de tous les animaux.

La facilité que nous supposons chez certains animaux saprophages de s'adapter au parasitisme interne n'est pas une vue de l'esprit et nous en avons tous les jours des exemples sous les yeux : en dehors de ces Nématodes, alternativement libres et parasites ou des formes de ce groupe qui sont, pour ainsi dire, indifférentes au parasitisme, on peut citer ces larves relativement nombreuses de Diptères saprophages, qui peuvent, comme nous le verrons plus loin, résister aux sucs digestifs, ou même se développer dans le milieu intestinal, nous conduisant ainsi au cas du genre *Gastrophilus*, dont la larve est arrivée à vivre normalement dans le tube digestif. Un autre exemple curieux est celui de ces *Rhabditis* libres, étudiés par Orley et qui, introduits expérimentalement dans le vagin de la Souris y vivent et se multiplient.

Nous sommes loin de penser que chaque forme parasite ait eu jadis ou ait encore aujourd'hui son type correspondant libre. Nombre de formes ont dû se créer au contraire, alors que, le parasitisme des espèces primitives étant constitué, les embryons de celles-ci ont pu se développer dans des espèces différentes de celle qui avait hébergé leur ascendant et chez lesquelles ils arrivaient par hasard, le nouveau milieu déterminant de nouveaux caractères. La même chose s'est produite, sans nul doute, à la suite des modifications lentes par lesquelles évoluaient les hôtes et qui n'ont pas été sans retentir sur l'animal auquel ils donnaient asile.

II

INFLUENCE DU PARASITISME SUR LES ANIMAUX QUI L'EXERCENT

Le parasitisme, suivant le degré qu'il atteint, imprime des modifications plus ou moins profondes, à celui qui l'exerce, en changeant le milieu dans lequel il évoluerait normalement. A son degré le plus élevé, ce genre de vie supprime en effet toute lutte pour l'existence, toute relation avec le monde extérieur, en même temps qu'il fournit au parasite une alimentation excessive : on conçoit que, dans des conditions si profondément modifiées, le parasite puisse se transformer au point de n'avoir plus que des ressemblances lointaines avec les formes animales dont il descend; dans ce cas il porte constamment l'empreinte d'une profonde dégradation organique. Si, au contraire, le parasitisme est incomplet, les changements sont moins accentués et la ressemblance avec les formes voisines indépendantes n'est plus cachée ou se retrouve facilement.

L'on peut dire d'une façon générale, que les animaux dont le parasitisme s'exerce à l'état larvaire seulement, ne portent que peu ou point la marque d'une dégradation organique : même parfois leur larve ne diffère pas de celle des formes libres (Diptères); et jamais les caractères de l'adulte ne présentent de modifications (Hydrachnides, Diptères, Hyménoptères, etc.)[1].

---

[1] Les Diptères sont bien remarquables à cet égard : leurs larves sont parasites à des degrés très divers, mais l'adulte a toujours les caractères normaux. Ainsi, il y a le parasitisme accidentel des larves des Lucilies et Sarcophages, qui, à l'occasion dévorent les tissus de l'Homme et des animaux, mais qui, normalement, vivent dans la chair morte ; le parasitisme des Dermatobies, qui vivent sous la peau en communiquant avec l'extérieur par un pertuis, celui des Œdémagènes qui, d'abord, n'ont pas de communication avec l'extérieur... Il y a aussi le parasitisme

Il n'en est plus de même pour les animaux qui vivent libres tout d'abord et ne perdent leur indépendance qu'au moment où ils deviennent adultes, comme certains Crustacés, par exemple. En général, ils subissent une dégradation profonde et l'on ne peut souvent connaître leur place dans la taxonomie qu'en étudiant l'évolution des larves qui, rappelant les formes ancestrales, peut seule marquer le point de départ de la dégradation due au parasitisme.

Mais c'est chez les animaux dont le parasitisme se montre aussi bien à l'état parfait qu'à l'état larvaire, que les modifications organiques sont surtout marquées et portent aussi bien sur la larve que sur l'adulte. Des groupes entiers présentent ces caractères, mais, encore ici, il y a des degrés dans la dégradation organique et l'on peut constater sa progression très marquée au sein des ordres réunis pratiquement sous le nom d'Helminthes et qui renferment la grande majorité des parasites, les Nématodes, les Trématodes, les Cestodes et les Linguatules.

Les *Nématodes* sont de tous les Helminthes, ceux

de ces animaux dans l'appareil digestif ou l'appareil respiratoire, pour les Pharyngomies, qui vivent dans le pharynx, les Œstres qui évoluent dans les fosses nasales, les Gastrophiles de l'estomac, sans parler des nombreuses espèces de ces animaux qui vivent à l'état larvaire dans la cavité viscérale des insectes où même parfois elles se reproduisent par voie asexuée. Dans des conditions si variées, l'adulte a toujours à peu près les caractères normaux et il n'y a d'exception dans cet ordre d'insectes que pour le groupe des Pupipares qui sont des parasites externes souvent très complets à l'état adulte et dont l'évolution présente des particularités en relation avec le parasitisme.

qui se sont le moins écartés de leur état primitif : on sait qu'il existe de très nombreuses espèces de ces animaux qui ont gardé toute leur liberté et que celles-ci ne diffèrent guère des espèces complètement parasites. Il existe des Nématodes indifférents, pour ainsi dire, au parasitisme, qui peuvent vivre et se reproduire en liberté pendant plusieurs générations avant que de regagner leur hôte, d'autres, chez lesquels il y a alternativement une génération libre et une génération parasite, d'autres enfin qui, parasites pendant leur jeunesse, deviennent libres ensuite : il semble qu'on assiste ainsi à l'établissement de la vie parasitaire pour de nombreuses formes de ce groupe.

Il est à remarquer que c'est parmi les formes parasites que l'on observe les Nématodes les plus développés comme taille : toutes les formes libres sont restées petites ; nous faisons abstraction des *Gordius* et des *Mermis* parasites à l'état larvaire seulement.

Les *Trématodes* sont tous parasites, soit internes, soit externes ; ils sont des parasites permanents et portent par conséquent à un haut degré la marque de leur genre de vie ; ceux d'entre eux qui sont parasites externes sont, naturellement, moins dégradés. Néanmoins, les parasites internes appartenant à cette catégorie ont conservé une organisation assez élevée (tube digestif, appareil aquifère cilié etc.) ; il faut savoir que ces animaux traversent une courte phase de liberté (larve ciliée, cercaire) qui leur permet de choisir leur hôte : cela suffit pour qu'ils aient conservé quelque chose de leur organisation primitive et leur parenté avec leur ancêtres libres, les Turbellariés, reste évidente.

Les *Linguatules* sont si profondément dégradés par un parasitisme complet, qu'elles conservent à peine, même au cours de leur évolution, des traces de leur organisation primitive, ce qui explique pourquoi on a méconnu longtemps leur véritable place dans la classification. C'est à la persistance de leur tube digestif, qui leur permet de se nourrir eux-mêmes, que ces animaux doivent de n'être pas si profondément dégradés que ne le sont les Cestodes.

Les *Cestodes*, sans contredit, sont les plus différenciés des parasites, ceux qui se sont le plus éloignés de la souche libre d'où ils se sont détachés ; sauf quelques formes inférieures dont la larve éclôt en liberté, les Cestodes sont parasites pendant leur existence entière et se sont donc adaptés à ce genre d'existence dont ils marquent la plus haute expression : l'absence de tube digestif, même à la période de développement, montre que, tandis que les autres parasites prennent à leur hôte soit le sang, soit les éléments cellulaires des muqueuses pour les digérer *eux-mêmes*, les Cestodes, dépourvus de cavité digestive et de tout organe glandulaire susceptible d'en remplir les fonctions, se nourrissent de la matière toute digérée au milieu de laquelle ils sont plongés : en d'autres termes, avec une organisation profondément différente de celle de leur hôte ils ont exactement le même aliment que lui, animal d'une organisation beaucoup plus élevée. Il y a là un fait physiologique important qu'on a négligé de relever jusqu'ici.

Etant donnée la constitution actuelle des Cestodes, peut-on savoir de quel groupe ils sont issus ? C'est le seul moyen de se rendre compte des modifications que le type primitif a subi en eux.

L'embryogénie des Cestodes ne fournit guère de renseignements à cet égard et l'on pouvait s'y attendre. Le développement de ces animaux est très condensé, grâce à l'alimentation surabondante des embryons, qui se développent le plus souvent chez l'hôte, alimentation qui joue le rôle d'un vitellus nutritif abondant, comme celui que l'on voit à côté de la cellule-œuf chez les Cestodes ovipares. On ne peut donc rien conclure du développement de ces animaux; tout au plus, la larve ciliée du Bothriocéphale et des formes voisines permettrait-elle, avec les Trématodes, un rapprochement qu'il faut bien se garder d'exagérer; ce caractère nous paraît en effet insuffisant, bien qu'il se rencontre chez les formes inférieures.

Il n'en est pas de même de l'existence constante des crochets de l'embryon. Ces organes ne manquent jamais, même chez les formes les moins différenciées et il faut, à notre avis, leur accorder une autre valeur que celle d'organes d'adaptation, destinés simplement à percer les muqueuses pour permettre au jeune animal de quitter le tube digestif. Ces organes, fort compliqués, comme nous l'avons montré jadis, hors de proportion avec l'état rudimentaire de l'embryon, seraient avantageusement remplacés, semble-t-il, par une pointe unique, comme celle qui arme la tête des Cercaires, et d'ailleurs, comme nous le verrons, des embryons dépourvus de toute armature peuvent traverser facilement la muqueuse intestinale : l'adaptation pure et simple en aurait agi autrement, pensons-nous, et d'un autre côté, la constance absolue du nombre et de la forme de ces organes, éloigne l'idée qu'ils seraient apparus dans le but unique de perforer l'intestin. Les crochets de l'embryon seraient donc quelque chose d'ancestral, mais à quoi les rapporter ? Sont-ce des membres ? S'agit-il là d'un organe tout à fait primitif ? Il se peut que ces crochets aient été acquis au cours de l'évolution du parasite, mais comment ? où ?

J'avoue ne pas trouver de solution satisfaisante à cet égard et être embarrassé par ce fait que les crochets d'un appareil de pure adaptation comme ceux de la tête de l'adulte, ont exactement la conformation générale de ceux de l'embryon et qu'on retrouve les mêmes organes sur le pénis de l'*Amphilina*.

Les caractères de l'évolution de l'œuf et la structure de l'embryon ne nous apprenant rien sur la position des Cestodes en systématique, voyons si l'anatomie de l'anneau nous instruira davantage. On admet généralement une grande analogie entre les Trématodes et les Cestodes et tous les auteurs sont d'avis qu'un anneau de Cestode correspond à un Trématode, mais sur quoi cette affirmation est-elle basée ? Le tube digestif étant disparu chez les Cestodes, le système nerveux de ces animaux différant de celui des Trématodes, l'appareil de fixation n'étant pas du même type dans chaque groupe et ne pouvant d'ailleurs servir à cause de son caractère adaptatif pour établir une différence fondamentale, il reste, pour servir de point de comparaison, des tubes qui n'ont pas d'analogues chez les Trématodes, des vaisseaux aquifères — ces derniers se rencontrant d'ailleurs chez beaucoup d'Invertébrés — et des organes reproducteurs sans caractère spécial. — Il n'y a là rien de bien propre à justifier l'opinion dont nous parlons, sans que, à la vérité, on puisse y trouver grand'chose pour la combattre. Nous basant sur les similitudes adaptatives que présentent l'Amphilina et le Caryophyllé avec les Trématodes, nous laisserons donc ces deux groupes de vers plats à côté l'un de l'autre, en nous demandant s'il y a pour justifier ce rapprochement, autre chose qu'une raison de sentiment et en disant que c'est peut-être plus près des Némertiens qu'il faudrait placer les Cestodes, soit qu'il y ait une parenté directe, ou que les deux groupes soient simplement parallèles.

Quoi qu'il en soit des questions de théorie que nous

venons d'esquisser, il n'en est pas moins vrai que, grâce aux conditions éminemment favorables de nutrition et de protection que rencontrait le parasite dans l'intestin ou dans le foie de son hôte, il se fit, de par l'héridité, une adaptation progressive de ces animaux avec l'organisme qui les abritait et qui leur devint de plus en plus nécessaire, au fur et à mesure qu'ils marchaient vers un état où la vie libre leur devenait de plus en plus difficile. En même temps le parasite d'abord assez indifférent à l'espèce de l'hôte, comme l'est encore aujourd'hui la Trichine, finit, par un excès de différenciation, par ne plus pouvoir vivre à chacun de ses deux états que dans une seule espèce ou dans quelques espèces voisines. Le développement de l'Helminthe comme taille, comme moyens de reproduction, comme perfectionnement de l'appareil de fixation, marchait de pair avec ces modifications et toutes ces particularités réunies en arrivaient à constituer les espèces actuelles. Toutefois, un certain nombre de Nématodes, animaux bien moins dégradés que les autres Entozoaires, conservèrent, dans une certaine mesure, la faculté de vivre indépendants, rappelant ainsi à l'époque actuelle, un état de choses ancien (larves de l'Anchylostome, forme *Rhabditis* des Anguillules etc.).

Ce chapitre ne serait pas complet, si nous ne disions quelques mots sur les particularités que présentent d'ordinaire la reproduction des parasites. Sans insister

sur la reproductiou asexuée des larves de Trématodes
et sur la formation des anneaux des Cestodes, disons
que le chiffre des œufs pondus ou des embryons formés
par les Helminthes est extraordinairement élevé d'ordinaire, et parfois même fabuleux : pour citer seulement quelques chiffres, rappelons que l'on porte à
dix millions le nombre d'œufs fournis par un Bothriocéphale et que que l'on a évalué à soixante millions, le
nombre d'œufs pondus en une année par une femelle
d'Ascaride lombricoïde ; heureusement, l'immense
majorité de ces embryons est fatalement destinée à
ne pas se développer, étant données les chances
énormes de destruction qu'ils courent et que l'on
pourra mieux apprécier dans la partie spéciale de
cet ouvrage.

En résumé donc, le parasitisme dégrade les animaux
qui l'exercent et peut les réduire au minimum d'organes, tandis que, d'autre part, et par une sorte de ba-
lancement organique, leurs facultés reproductives sont
exagérées.

III

LA QUESTION DES MIGRATIONS

C'est là un point des plus obscurs que Leuckart,
Sabatier et nous-même, avons examiné de manières
différentes et qui est bien digne de fixer l'attention. On

sait que la plupart des animaux compris sous le nom d'Helminthes (Nématodes, Trématodes, Cestodes, Linguatules), qu'ils présentent une phase de liberté ou que leur parasitisme soit complet, ne peuvent se développer entièrement dans un seul et même hôte : quand leur embryon est arrivé dans un animal chez lequel il peut vivre, il se borne à y acquérir l'état larvaire ; un deuxième hôte, plus élevé en organisation que le premier, lui est indispensable pour qu'il atteigne l'état parfait, caractérisé par le développement et le fonctionnement des organes de reproduction.

En général, voici comment les choses se passent : l'embryon arrivé dans le tube digestif du premier hôte, le traverse pour aller s'enkyster dans les autres organes, où il évolue jusqu'à un certain degré ; il reste là pendant un temps variable, passé lequel il se désorganise et meurt, à moins que le deuxième hôte ne soit intervenu auparavant. Ce deuxième hôte est toujours un animal de proie qui, en avalant le premier, introduit en même temps le parasite dans son propre corps : le parasite n'arrive donc chez ce deuxième hôte que d'une manière passive ; aussitôt il prend un grand développement, acquiert rapidement la sexualité, pond et ses descendants recommencent le même cycle.

Exemple : le cysticerque du foie de la Souris ne se développe en Ténia que si l'animal qui le porte est avalé par le Chat, c'est seulement chez ce dernier animal

que le parasite de la Souris peut se développer complètement. Des faits analogues s'observent pour tous les
parasites animaux.

Si on ne veut pas se contenter de l'explication naïve
d'un *lusus naturæ* et si l'on cherche à se rendre compte
d'un état de choses si curieux, en l'interprétant à la
lumière de la science telle qu'on la comprend actuellement, il n'est pas facile au premier abord de s'expliquer pourquoi les choses se passent ainsi et surtout
comment elles ont pu s'établir.

Avant d'exposer notre manière de voir à ce sujet,
disons que le fait que des êtres aussi différents les uns
des autres que le sont les Nématodes, les Cestodes et
les Linguatules présentent des migrations très analogues, permet d'éliminer de suite l'idée que ces phénomènes seraient déterminés par une raison d'ordre
morphologique et c'est dans des considérations d'une
autre nature qu'il faut en chercher l'explication.

§ Ier. — *Théorie des migrations d'emblée.*

Pour nous, les embryons des futurs parasites d'habitudes saprophages et susceptibles de résister aux
sucs digestifs, amenés de l'extérieur avec les boissons
ou avec les aliments, ont quelquefois évolué sur place,
comme le font encore aujourd'hui les Trichocéphales,
les Oxyures et quelques autres, mais la plupart d'entre

eux, présentant moins de résistance, ou doués d'une faculté d'adaptation subite moins grande, amenés ainsi brusquement dans un milieu qui ne leur était pas précisément nuisible, mais pour lequel ils n'étaient pas préparés, quittèrent immédiatement l'intestin en en traversant la paroi [1].

Tombés dans la cavité viscérale ou emportés en des points variables de l'organisme par le torrent circulatoire, quand le hasard les avait menés dans un vaisseau, certains de ces animaux se sont complètement accommodés à leur nouvel habitat et y ont acquis l'état parfait, comme l'*Archigetes* et l'*Aspidogaster*. D'autres n'ont pu former dans ces conditions, que les rudiments des glandes génitales, la Ligule par exemple.

Il est certain, et l'observation le démontre surabondamment, que si les parasites trouvent dans la cavité viscérale, ou au sein des organes, les éléments d'une nutrition qui leur permet le plein développement de leur état larvaire, en revanche, ils n'y trouvent pas ce qui est nécessaire à la formation et au fonctionnement des organes génitaux : aussi, est-il très rare, que l'état sexué s'observe en dehors de l'appareil circulatoire ou du tube digestif; au contraire, c'est dans ces derniers appareils que la grande généralité de ces animaux

---

[1] Que des armes spéciales ne soient pas nécessaires pour perforer l'intestin, la Trichine nous en donne la démonstration, puisque les embryons de cet animal, à un état absolument rudimentaire, traversent le tube digestif pour se rendre dans les tissus

trouve son plein développement. Les embryons des futurs parasites, en quittant le tube digestif, ne purent donc, pour la plupart, se développer complètement et arrêtèrent leur évolution à la fin de la période larvaire. Toutefois, sous l'influence d'une nutrition plus abondante qu'à l'état de liberté, une différenciation commença de suite, qui devait atteindre plus tard un très haut degré, les larves augmentèrent de volume, préparant, pour ainsi dire, dans leurs tissus, les éléments qui devaient plus tard évoluer en corps reproducteurs.

Il était alors impossible à ces larves parasites de faire retour à l'intestin, de par leurs dimensions et par suite de la formation autour d'eux du kyste qui les immobilise[1], et d'ailleurs, comme nous le verrons plus loin, pour des raisons d'un autre ordre, le développement complet n'eût pu souvent se faire dans le même hôte. Les parasites ainsi séquestrés, étaient donc condamnés

[1] Le cas du *Tænia murina* est bien intéressant à cet égard : comme on le verra plus loin, Grassi a démontré que cet animal traverse toutes les phases de son existence dans un seul et même hôte; mais l'embryon de ce Tænia ne reste pas pour cela dans le tube digestif, il s'abrite au sein d'une papille intestinale, à l'intérieur de laquelle il organise son appareil de fixation, papille qui se rompt ensuite pour laisser passer le corps du parasite, qui pend ainsi dans l'intestin où il va se développer; ce fait tend à prouver que la migration est bien un fait d'ordre primitif. La découverte de Grassi ne constitue pas, sans doute, un cas isolé; déjà nous pouvons y rattacher, semble-t-il, une espèce de Tænia du Cheval, dont les embryons ont été trouvés dans les papilles intestinales par Max Flesch et décrits par cet auteur comme un animal nouveau sous le nom de *Globidium Leuckarti*.

Le *Strongylus equinus*, d'après Leuckart se comporterait aussi comme le *T. murina*.

à périr comme périssent encore aujourd'hui, la plupart du temps, ceux d'entre ces animaux qui se trompent dans le choix de leur hôte ; mais il est arrivé souvent que cet hôte était dévoré par un autre animal et que, par conséquent, les parasites étaient amenés dans un autre tube digestif. La plupart du temps aussi — comme encore aujourd'hui — le parasite ainsi transporté était détruit, mais il arrivait parfois, par le même hasard qui avait protégé l'embryon en l'amenant dans un hôte où il pouvait se développer jusqu'à un certain degré, que la larve pouvait résister aux sucs digestifs du nouvel animal chez lequel elle venait de tomber et même qu'elle pouvait s'y développer complètement. L'évolution des organes sexuels s'effectuait, d'abord parce que l'animal se trouvait dans un milieu très favorable à la nutrition et aussi parce que le nouvel hôte, toujours supérieur en organisation au premier, lui fournissait, pour ainsi dire, une alimentation d'ordre plus élevé ; le bénéfice s'augmentait le plus souvent encore de cette circonstance que, le premier hôte étant un animal à sang froid, le second était un animal à sang chaud, chez lequel par conséquent les phénomènes nutritifs ont une activité, une intensité beaucoup plus grande [1].

[1] Dans un travail antérieur (*Essai monographique sur les cysticerques*, Lille, 1880) nous avons longuement insisté sur les avantages physiologiques que l'espèce retirait de cet état de choses ; nous n'y reviendrons pas, bien que notre point de vue soit aujourd'hui différent, pour ne pas dépasser les limites qui nous sont imposées dans cet article.

Il va de soi que les nombreux descendants du parasite développé dans ces conditions, acquièrent vite,
par hérédité, la tendance à répéter les mêmes phénomènes.

Nous pouvons, après cet exposé, nous demander
1° d'une part comment il se fait que l'embryon ne
puisse se développer directement dans son hôte définitif et 2° pourquoi la larve, qui a évolué dans un
animal d'espèce déterminée, ne se développe pas en
animal parfait chez un individu de la même espèce
dans lequel on l'introduit expérimentalement, ou
chez lequel elle pourrait arriver par hasard.

Une troisième question est la suivante : comment
se fait-il qu'un animal donné, ne pouvant vivre dans
l'intestin à l'état embryonnaire, fuyant même cet
organe, arrive plus tard à s'y développer complètement.

1° D'abord, comme nous l'avons dit, il est des cas
dans lesquels le développement se fait dans un seul et
même hôte et on observe de ces cas dans les trois
principaux groupes d'Entozoaires; nous ferons remarquer ensuite que les faits donnent réponse à la première
question : il est certain que les embryons de l'immense
majorité des parasites se hâtent de quitter le tube digestif
dans lequel ils courent trop de risques d'être entraînés
au dehors, ou aux sucs duquel ils ne pourraient peut-
être pas longtemps résister — il ne faut pas oublier
qu'ils n'ont pas encore d'appareil de fixation et que

primitivement ils n'avaient pu bénéficier d'une adaptation à ce milieu si spécial du tube digestif. — Il en serait évidemment de même si ils arrivaient à l'état embryonnaire dans l'animal correspondant à leur hôte définitif : ils ne pourraient qu'y prendre les caractères de la larve et le *Tænia solium*, dont la larve évolue quelquefois chez l'Homme est une preuve à l'appui de notre thèse, de même que ce qui se passe pour les larves de la Trichine et aussi pour celles de l'Ollulan : dans ces trois types, l'embryon peut se développer dans un animal de la même espèce que l'hôte définitif, mais il n'y prend que l'état larvaire et il est obligé de passer ensuite dans un deuxième hôte d'espèce identique pour y prendre les caractères de l'animal parfait [1].

2° Quant à la deuxième question, à savoir *pourquoi une larve de parasite ne se développe pas dans l'intestin d'un animal de la même espèce que son hôte définitif,*

[1] On pourrait toutefois nous objecter que certaines larves d'Entozoaires se développent et vivent dans le tube digestif, sans y atteindre leur maturité (*Milina grisea*, cysticerque du *Tænia gracilis*, larve de Tænia qui vit dans l'Epinoche, *Scolex polymorphus*, etc.). Ces formes agames, sont à peine connues, sauf le cysticerque du *Tænia gracilis* et le *Scolex polymorphus*, et l'on ne sait rien des migrations qu'elles peuvent subir. On peut supposer qu'elles se développent dans l'intestin, à la façon dont se développe l'embryon du *Tænia murina*, d'après les très intéressantes observations de Grassi. Maintenant, tous ces animaux représentent-ils l'état larvaire normal de formes connues ailleurs à l'état parfait ? C'est ce que l'on ne saurait affirmer aujourd'hui. Ce peuvent être des larves égarées et s'il en est autrement, je ne crois pas que l'on puisse s'étonner de voir certains Cestodes vivant peut-être à l'état parfait chez des animaux élevés, ne pouvoir atteindre que l'état larvaire dans l'intestin d'espèces d'organisation inférieure.

il faut établir d’abord que, si c’est là une règle générale, elle souffre néanmoins aussi un certain nombre
d’exceptions (Trichine, Ollulan, *Tænia solium* et
probablement d’autres) il n’y a donc là rien d’absolu.

Nous pensons que tout ici est question d’hérédité. En
effet, généralement, les animaux d’une même espèce
ne s’entre-dévorent pas et par conséquent, dans la plupart des cas, la larve d’un parasite n’a aucune chance
de pouvoir arriver dans l’intestin d’un autre animal
de la même espèce, chez lequel elle aurait pu, peut-être,
évoluer d’abord. Personne ne contredira qu’après des
générations dont on ne peut évaluer le nombre, la
larve s’adapte tellement à l’hôte définitif qui l’héberge
d’habitude, que l’hérédité la rend incapable de se développer dans un autre milieu, — dans des conditions
expérimentales par exemple.

Ce que nous venons de dire semble d’autant plus
vraisemblable que, dans les cas où les animaux d’une
même espèce se mangent fréquemment entre eux,
comme c’est le cas pour les Souris et les Rats, certains
de leur parasites, comme la Trichine, se développent
entièrement chez eux, réalisant ainsi le cas des parasites qui évoluent complètement dans les animaux de
la même espèce. Dans ce cas, l’hérédité n’intervient
que pour confirmer cette propriété. C’est même dans
cette adaptation à l’organisme des petits Rongeurs,
qui devient très parfaite, que nous voyons la cause

de cette autre particularité que les jeunes larves se développent dans l'organisme même où a vécu leur mère[1].

C'est donc toujours chez un animal d'espèce différente que le parasite termine son évolution : disons que c'est toujours dans une espèce plus élevée en organisation que celle du premier hôte. D'une manière générale, les larves parasites des Invertébrés achèvent leur évolution chez les Vertébrés, celles qui vivent chez les Vertébrés à sang froid, émigrent le plus souvent chez les Vertébrés à sang chaud et celles des Mammifères inférieurs, comme par exemple les Rongeurs, les Ruminants, prennent toutes leur développement chez les Carnassiers, plus hautement organisés, ou chez les Primates.

Il n'y a pas, ce nous semble, d'explication particulière à chercher pour ce fait général, c'est le hasard qui l'a établi : ce sont généralement les animaux les

---

[1] On pourrait peut-être nous faire cette objection que, contrairement à ce qui se passe pour la Trichine, le cysticerque de la Souris et du Rat ne peut se développer en animal parfait dans ces Rongeurs, bien que ces animaux se mangent entre eux. C'est un cas particulier comme on en peut trouver souvent chaque fois qu'il s'agit d'une théorie en Histoire naturelle; il s'explique facilement : il n'est pas possible qu'habituellement le Rongeur avale le cysticerque sans le blesser ou le tuer, à cause de ses grandes dimensions, tandis que cela n'est pas à craindre pour la Trichine dont la larve est microscopique. Le cysticerque étant tué d'habitude dans ces circonstances, il n'a pu s'établir une accoutumance de l'espèce pour l'intestin de son premier hôte, tandis que le contraire s'est produit quand il arrivait chez le Chat; il se développe donc normalement chez le Chat et est digéré quand il est introduit expérimentalement chez un Rongeur.

plus élevés qui mangent les espèces inférieures, les
larves des parasites ne pouvaient donc arriver ailleurs
et elles se sont développées là où le milieu le leur a
permis, apportées passivement avec la nourriture ou la
boisson.

3° La troisième question : *comment se fait-il qu'un
animal donné ne pouvant vivre à l'état embryonnaire dans
l'intestin du premier hôte, fuyant cet organe aussitôt qu'il
y arrive, puisse plus tard se développer complètement dans
l'intestin d'un autre animal,* se résout aussi aisément
que les premières.

Nous y avons déjà partiellement répondu, dans l'exposé même de notre hypothèse, mais il est préférable
de faire des redites pour donner plus de netteté au sujet. Rappelons d'abord, qu'il n'y a pas d'empêchement
absolu au développement direct du parasite dans l'intestin — nous l'avons vu pour quelques espèces, mais
il en est autrement dans la majorité des cas. Disons
donc que l'émigration de l'embryon est due à l'impos-
sibité où il est de résister aux actions mécaniques et
chimiques de l'intestin. A l'abri de ces actions dans
les tissus, il y acquiert cette cuticule remarquablement
épaisse qui le protège, quand le hasard lui fait faire
retour à l'intestin, il s'y développe, il s'acclimate
pour ainsi dire au milieu animal. Dans ces conditions
nouvelles, il devient apte à se développer dans ce
milieu intestinal, qui ne lui était pas nuisible, au
contraire, mais pour lequel il n'était pas préparé tout

d'abord. Voilà donc *comment* le parasite peut vivre dans l'intestin de son deuxième hôte alors qu'il est inapte à vivre dans celui du premier.

L'explication des modifications profondes que subit alors l'organisme du parasite se donne facilement : les appareils de fixation, dont l'importance est si grande pour cette sorte d'animaux, apparaissent progressivement, au fur et à mesure que le corps va acquérir plus de développement, par le fait d'une nutrition surabondante : si nous prenons le cas des Cestodes comme le plus compliqué, nous voyons ces appareils d'abord rudimentaires s'organiser peu à peu : nuls au commencement ou excessivement réduits comme ils le sont restés chez le Schistocéphale et la Ligule, grâce aux conditions très spéciales dans lesquelles se fait leur développement, ils prirent ensuite les caractères que nous leur voyons dans le Caryophyllé, un des plus inférieurs à cet égard, dans l'*Amphilina*, où ils ont un degré plus grand de complication (ventouse, crochets péniens), puis dans le Bothriocéphale de l'Homme, où ils ne présentent encore que deux fentes jouant le rôle de ventouse ; d'autres Bothriocéphales possèdent de véritables ventouses ; enfin les Ténias à quatre ventouses, les Ténias à ventouses et crochets, les Tétrarhynques, etc., marquent le summum de la différenciation dans ce sens.

Ces appareils de fixation s'organisèrent progressivement là où ils étaient nécessaires, c'est-à-dire dans l'intestin, et ils subirent d'abord là toutes leurs modifications. — Nous ne pouvons concevoir, pour notre part, qu'ils se soient formés au stade larvaire, seule période où ils ne sont pas nécessaires; grâce à l'hérédité, le développement de la larve marchant de pair avec celui de l'adulte, la phase larvaire bien établie finit par acquérir l'appareil fixateur de l'adulte.

Nous résumons ainsi l'hypothèse que nous venons d'exposer :

1° Ce sont, en général, les animaux saprophages qui sont devenus des Entozoaires.

2° Quelques-uns de ces animaux se sont développés directement — sans migration — dans le tube digestif.

3° La plupart des embryons susceptibles de devenir parasites, introduits dans le tube digestif, l'ont quitté sur-le-champ, émigrant dans les tissus par suite de leur inaptitude actuelle à résister aux actions mécaniques et chimiques de l'intestin.

4° Les larves enkystées hors de l'intestin furent généralement perdues, sauf le cas où elles purent se développer dans l'intestin d'un Carnassier, chez lequel elles étaient apportées avec la chair de leur premier hôte.

5° Le deuxième hôte existait dès l'origine pour les espèces à migrations.

Notre manière d'envisager les migrations est en complet désaccord avec les vues de Leuckart et celles que le professeur Sabatier a soutenues avec tant de talent il y a quelques années ; ce dernier s'est placé au point de vue exclusif des Cestodes ce qui, à notre avis, rendait la question beaucoup plus difficile, à cause des complications particulières à ces animaux. Nous allons faire un court examen des hypothèses de ces deux savants.

§ II. — *Théories de Leuckart et de Sabatier (migrations non primitives).*

Le mot de *migration* n'est pas exact quand on l'applique indistinctement à tous les changements d'hôtes que peuvent présenter les Entozoaires ; ce mot a un sens actif qui lui permet d'exprimer très justement ce qui se passe pour la cercaire ou pour l'embryon hexacanthe quand ils changent de milieu, mais il ne devrait plus être employé quand il s'agit de l'acte absolument passif par lequel le cysticerque est transporté dans l'intestin. Ce changement dans la signification logique du mot qu'on a coutume d'employer, n'est peut-être pas étranger au *sentiment* par lequel on est porté, pour ainsi dire *a priori*, à repousser cette idée que les migrations des parasites auraient existé dès l'origine du parasitisme ; c'est peut-être là le point de départ des théories émises par Leuckart et par M. Sabatier. Du moins, nous ne pouvons comprendre autrement comment ils posent en principe que les migrations n'ont pu exister tout d'abord.

Pour Leuckart, il n'y a que deux solutions possibles au problème des migrations : ou bien l'évolution du parasite se faisait complètement dans l'animal qui correspond à l'hôte définitif, et dans ce cas l'hôte intermédiaire s'est intercalé à un moment donné dans le cycle du parasite, ou bien l'hôte intermédiaire, celui dans lequel le parasite vit à l'état larvaire aujourd'hui, suffisait à son développement complet. Dans ce dernier cas, l'hôte intermédiaire serait devenu insuffisant, parce que le parasite, se différenciant progressivement, aurait eu son développement dilaté et prolongé, compliqué de plusieurs stades.

Leuckart se prononce sans réserves pour la seconde manière de voir et admet donc que les parasites, développés autrefois sexuellement dans leur hôte, sont devenus incapables d'y achever leur évolution par une complication embryogénique. Comme il est peu vraisemblable, dit-il, que ces parasites, qui se trouvent principalement chez les Vertébrés, aient pris naissance seulement avec cet embranchement, il faut croire que les Helminthes des Invertébrés ont, avec le temps, modifié leurs caractères, et, par une métamorphose ultérieure dans les Vertébrés, se sont transformés en formes asexuées. — L'état larvaire actuel, pour Leuckart, correspond à l'état primitif sexué, et la somme des particularités des formes parfaites actuelles représente tout ce qu'a acquis l'animal primitif sous l'influence des modifications progressives de son milieu... Les Vertébrés formaient d'ailleurs un milieu bien plus favorable aux Helminthes que les Invertébrés... Dans beaucoup de cas, la formation de nouvelles espèces a dû se faire parallèlement à la transformation que subissaient leurs hôtes.

Tout intéressantes que soient les vues de l'illustre helminthologiste sur cette question, l'hypothèse qu'il adopte pour expliquer les migrations a l'inconvénient d'être compliquée et de se tenir dans des généralités vagues qui laissent précisément en question le problème des migrations. L'hypothèse de Leuckart peut se résumer ainsi :

1º Le parasite atteignait d'abord son complet développement chez le premier hôte;

2º Un peu à la fois, il a perdu la faculté de s'y développer complètement;

3º Il a quitté alors le tube digestif pour se loger dans les tissus;

4º Le deuxième hôte est intervenu à ce moment, et la larve a pu se développer chez lui, tandis que, jusque-là, cette faculté lui était refusée.

On peut se demander comment il a pu se faire que

le parasite, vivant dans un seul hôte, dans un milieu par conséquent qui ne se modifiait que d'une façon insensible, a pu en arriver à perdre la faculté de se reproduire et à allonger sa période larvaire, détruisant ainsi l'équilibre entre ses deux états alors que rien n'était changé au cours de la vie de chaque individu et que l'espèce parasite aurait dû se modifier régulièrement selon les changements que subissait son hôte. Je ne connais pour ma part aucun phénomène qui puisse être comparé à celui que suppose Leuckart.

La complication et l'allongement de la période larvaire, telle que nous la constatons aujourd'hui chez les Cestodes, s'explique au contraire comme conséquence du parasitisme en deux hôtes : l'hôte définitif étant toujours plus élevé en organisation, constitue un milieu organique plus riche dont l'influence retentit forcément sur l'embryon et lui permet par hérédité de se différencier dans ce sens.

Quoi qu'il en soit, l'évolution du parasite, parallèlement à celle de l'hôte, a bien pu modifier les caractères de l'appareil de fixation, faire apparaître la métamérisation ou même opérer des réductions sur le parasite : ce sont là choses auxquelles nous sommes habitués, mais rien ne nous prépare à voir ces individus devenus stériles dans leur premier hôte, inaptes encore à se développer dans un autre, gagner les tissus en perforant l'intestin, non quand ils ont atteint tout le développement larvaire dont ils sont susceptibles, mais

quand ils ne sont encore que des embryons informes.
Comment peut agir l'hérédité, si ces larves sont incapables d'abord de se développer dans un deuxième
hôte et doivent par conséquent mourir sans se reproduire dans le premier ? N'est-il pas plus simple, puisqu'un deuxième hôte a dû intervenir, de le supposer
à l'origine des choses plutôt que d'admettre ces contradictions et de le faire apparaître, providentiellement, au moment où la larve a fini par se constituer
dans les tissus ?

La raison qui entraîne Leuckart dans sa théorie est
évidemment le fait paléontologique : « il est peu
vraisemblable, dit-il, que ces parasites ne soient apparus qu'avec les Vertébrés. — Mais demanderons-nous,
pourquoi cela est-il peu vraisemblable ? Quand les Vertébrés sont apparus, les espèces libres qui ont trouvé
chez ces animaux un milieu favorable s'y sont développées. L'on sait, d'ailleurs, qu'un très grand nombre
d'Entozoaires passent toute leur existence chez des
Vertébrés et ne sont donc devenus très vraisemblablement parasites qu'après l'apparition de ces animaux.
On peut se demander à la vérité où vivaient auparavant les espèces dont la larve se trouve chez les Invertébrés et dont l'état parfait s'accomplit chez les Vertébrés. Peut-être ces animaux pouvaient-ils se développer
chez des Invertébrés supérieurs disparus, mais il semble
mieux de croire que ces espèces n'existaient pas encore :
l'embryon d'un animal libre et susceptible de parasi-

tisme pouvait évoluer plus ou moins dans l'invertébré sans se différencier et finissait par périr, comme périssent aujourd'hui les parasites erratiques, sans acquérir la maturité sexuelle ; le développement relatif, à l'état larvaire, des individus égarés pour ainsi dire dans ce milieu, ne rappelait en rien ce qu'il a été plus tard quand, les Vertébrés parus, le développement complet a pu se faire, en même temps que le type parasite prenait les caractères que nous lui voyons aujourd'hui [1].

« Il ne viendra donc à l'idée d'aucun zoologiste, dit « maintenant M. Sabatier de penser que, dès le début de « la vie parasitaire, le Cestode a eu les deux hôtes que « nous lui connaissons aujourd'hui, c'est-à-dire l'hôte

---

[1] Que le milieu invertébré, par la vie généralement courte, par le sang froid, les échanges organiques peu actifs, soit peu favorable aux parasites Entozoaires, c'est encore là un fait d'observation : les formes sexuées qu'on observe chez ces animaux sont, relativement très peu nombreuses parmi les Nématodes et les Trématodes et, à part le Caryophyllé, il n'est aucun Cestode qui prenne chez eux son complet développement ; encore, parmi les trois groupes que nous citons, faut-il faire une mention spéciale pour les Gordius et les Mermis, ces Nématodes très développés, si répandus chez les Arthropodes et qui quittent ces animaux après la période larvaire, indiquant peut-être ainsi un phénomène qui a pu se passer autrefois pour les parasites des Invertébrés. Aucune observation ne peut nous porter à admettre que les Invertébrés étaient autrefois plus riches en parasites qu'ils ne le sont aujourd'hui, et surtout que les parasites de ces animaux ont pu passer aux Vertébrés. Il faudrait, pour admettre cette dernière idée, supposer que les *Vertébrés* se sont transformés en *Invertébrés* ce qui serait une erreur grossière, alors qu'en réalité un petit nombre seulement de formes d'Invertébrés ont constitué la souche des Vertébrés : un petit nombre seulement de parasites des premiers ont donc pu devenir parasites de ces derniers. — D'ailleurs, les Vertébrés sont anciens sur le globe et il est probable que les Poissons siluriens n'ont pas été les premiers d'entre eux ; les Entozoaires actuels ont donc eu tout le temps de se former.

« provisoire et l'hôte définitif. » Pour le savant professeur de Montpellier, comme pour Leuckart, c'est dans l'hôte aujourd'hui provisoire et dans l'intestin, contrairement à notre manière de voir, que le Cestode atteignait primitivement la maturité sexuelle. La nécessité d'acquérir un appareil de fixation plus hautement différencié que ne l'étaient les six crochets de l'embryon lui fit gagner les tissus où il forma, dans ce milieu beaucoup plus sûr et très nutritif, l'appareil compliqué, vulgairement appelé la tête. Mais un kyste se formait autour du parasite, qui le condamnait à l'immobilité et ne laissait pénétrer qu'une quantité de plus en plus insuffisante de substance nutritive. Dans ces conditions « le développement est arrêté, « immobilisé, les tissus du parasite ont perdu de leur « vitalité, se sont sphacélés et sont devenus dans bien « des cas incapables de résister à l'endosmose. L'em-« bryon est devenu une larve hydropique, inerte, à « laquelle on a donné le nom de cysticerque.

« Arrivée à cette phase de son existence, la larve « était incapable d'atteindre un degré d'organisation « et de développement plus élevé : elle était appelée à « végéter pendant une période de temps généralement « assez courte et à périr ensuite. Elle ne pouvait être « rendue à une vie organique plus active et atteindre « les degrés plus élevés de son développement qu'à la « condition d'être soustraite au milieu funeste où l'at-« tendait une mort prématurée et d'être transportée

« dans un milieu plus favorable. Cette condition s'est
« réalisée lorsque l'hôte unique primitif, devenu hôte
« provisoire, a été dévoré par un autre animal qui
« devient ainsi l'hôte définitif..... Comme le parasite
« possédait un appareil fixateur (ventouses, couronnes
« de crochets) puissant et bien propre à le faire adhé-
« rer aux parois intestinales, il s'est fixé à ces parois
« et a profité d'une alimentation abondante et subs-
« tantielle pour bourgeonner et pour atteindre pro-
« gressivement la sexualité. Alors seulement se sont
« formés les vrais cestodes actuels, constitués par une
« longue chaîne d'anneaux représentant des individus
« sexués. »

Il y a une objection capitale à former contre la
théorie que nous venons de rapporter. Puisque,
d'après M. Sabatier, la migration n'a pu se faire d'em-
blée, les embryons qui gagnaient les tissus dans le
but d'y former un appareil de fixation, ont été fatalement perdus, tandis que leurs frères, restés dans l'intestin, devaient se développer et produire une nouvelle lignée : en effet, les premiers ne pouvant atteindre
leur maturité sexuelle sur place, dans les tissus, ne
pouvaient pas davantage, se développer dans le
corps d'un autre hôte. Je le répète, tous les individus enkystés devaient périr et, par conséquent, il
ne pouvait être question pour eux d'hérédité : tout ce
qui pouvait être acquis au point de vue de l'appareil
de fixation, par un individu enkysté, étant à chaque

fois perdu et rien ne pouvant être transmis. Or, tout le monde admettra l'impossibilité, pour un embryon hexacanthe, de s'organiser en cysticerque, si l'hérédité n'intervient pendant une longue suite de générations ; il est donc impossible que les choses se soient passées comme le suppose M. Sabatier.

On peut encore faire un autre reproche grave à la théorie de M. Sabatier : si les migrations des Cestodes sont dues à la nécessité pour la larve d'acquérir un organe de fixation, comment se fait-il que les Nématodes, qui n'ont pas cet appareil de fixation, soient aussi sujets à des migrations ? La cause de ces changements de milieu doit pourtant être la même pour tous les parasites et il ne peut être question d'une hypothèse spéciale pour les Nématodes.

Concluons donc que ce n'est pas pour acquérir ailleurs un appareil de fixation que les parasites quittent l'intestin, que la migration est antérieure au développement de cet appareil et que, par conséquent, la théorie du savant professeur de Montpellier ne correspond pas aux faits. L'hypothèse que nous avons émise a le mérite d'être plus simple et de pouvoir s'appliquer à tous les cas. Elle peut se résumer en cette courte phrase : « *Les parasites ne se sont pas développés d'abord dans l'intestin et leurs migrations sont primitives.* » Inutile de dire que nous ne voyons pas là des faits prévus, ordonnés, comme il n'en existe pas d'ailleurs, mais bien une pure question de hasard, comme celle qui domine encore aujourd'hui toute la biologie des parasites. Un petit nombre d'espèces seulement, eu égard au nombre d'animaux qui traversent le tube digestif, apportés par les aliments, a pu résister à ce milieu spécial, comme aujourd'hui un petit nombre d'espèces de Diptères peuvent résister aux sucs intestinaux, et comme les parasites externes ne sont que très rarement devenus des parasites internes, ce sont seulement les animaux Saprophages qui ont pu trouver quelque analogie de milieu dans l'organisme animal et qui ont donné naissance aux Entozoaires.

IV

INFLUENCE DU PARASITE SUR SON HOTE

Nous serons très bref sur ce chapitre que nous devons traiter à propos de chaque parasite en particulier : disons seulement que les parasites peuvent avoir au point de vue de la santé de leur hôte, des effets extrêmement variables, tantôt insignifiants, tantôt au contraire très graves, ces différences tenant au nombre des parasites, à leur taille, à leur siège et à la réaction sur le système nerveux.

D'une manière générale, on peut dire que la plupart des parasites ne compromettent pas directement la santé de leur hôte ; c'est cette observation qui donne lieu aux idées de Moquin-Tandon sur ce sujet : les vrais parasites, dit cet auteur, ne tuent pas leur hôte, mais s'arrangent pour vivre en lui sans compromettre son existence, car la mort de l'hôte entraînant celle du parasite, celui-ci n'arriverait jamais au terme de son développement èt l'espèce ne tarderait pas à s'éteindre. — C'est là une opinion exagérée : il arrive que les vrais parasites tuent leur hôte sans compromettre leur descendance comme l'Anchylostome, la Bilharzie, etc.

Il est des cas où, tout en laissant la vie à son hôte, le parasite peut supprimer chez lui la fonction génitale en le réduisant à la famine, dont le premier effet peut être d'empêcher le développement des ovules ; ceci est simplement en relation avec le nombre ou la taille du parasite comparativement à la taille de l'hôte. On connaît de nombreux cas de cette stérilité de cause parasitaire et nous-même avons cité ce cas curieux de Ténias rendus stériles par le développement dans tous leurs tissus d'une innombrable quantité de Microsporidies.

PARASITES VÉGÉTAUX

Ce n'est pas seulement parmi les animaux que l'on compte les parasites de l'Homme, un certain nombre de végétaux vivent également à ses dépens ; mais, tandis que les parasites animaux appartiennent aux groupes les plus variés et sont par conséquent très différents entre eux au point de vue de l'élévation organique, les parasites végétaux appartiennent tous au groupe des Champignons et aux formes les plus inférieures de cette catégorie de plantes. Comme nous l'avons indiqué plus haut, cette particularité est due à la présence de la chlorophylle, grâce à laquelle l'alimentation des plantes vertes se fait d'une manière différente de celle des plantes incolores, qui toutes vivent en parasites. On peut se demander à ce propos pourquoi les Phanérogames sans chlorophylle ne sont point parasites des animaux, mais la réponse est fort simple : ces végétaux élevés étaient d'abord chlorophyllés et c'est à la suite d'un parasitisme progressif sur les végétaux ou les matières en décomposition qu'ils trouvaient à leur voisinage que la chlorophylle a disparu de leurs tissus. Ces végétaux, organisés d'abord pour vivre indépendants, n'ont pu et ne pourraient, par suite de l'hérédité, vivre sur des animaux.

La connaissance des parasites végétaux, est bien moins avancée que celle des parasites animaux et il est probable que la liste n'en est pas close; la position systématique de la plupart d'entre eux est même si peu connue, que nous ne pouvons, dans notre travail, en donner une classification scientifique et que nous serons forcé de les étudier sous autant de chapitres distincts d'après les affections qu'ils produisent.

Notons à ce propos que nous éliminons de notre sujet les Schizomycètes ou Microbes, étudiés avec tant de compétence, dans cette même collection, par M. le Dr J. Schmitt [1].

---

[1] Schmitt, *Microbes et Maladies.*

ÉTUDE DES ESPÈCES PARASITES

EN PARTICULIER

LES PROTOZOAIRES

On donne le nom de *Protozoaires* à des êtres excessivement simples placés tout au bas de l'échelle animale et dont l'organisation ne dépasse jamais celle d'une cellule simple. Les plus élevés sont donc, en somme, formés par un peu de protoplasme, substance du groupe des albuminoïdes qui est, comme l'on sait, le siège de toutes les manifestations vitales ; cette petite masse de protoplasme est limitée par une membrane et présente à sa partie centrale un corps appelé noyau, formé d'un protoplasme plus dense. Nombre de Protozoaires n'atteignent cette élévation organique de la cellule, et sont privés de membrane d'enveloppe ou de noyau.

Un certain nombre de ces êtres inférieurs ont été trouvés vivant en parasites chez l'Homme, et il est certain que la liste n'en est pas close, mais leur histoire, faite la plupart du temps par des savants non préparés à ce genre très difficile d'étude, est restée pleine d'obscurité, aussi bien au point de vue de l'in fluence pathogénique qu'ils pourraient avoir sur l'organisme, qu'au point de vue purement zoologique. — Leur importance pour nous étant restreinte puisque leur action nocive est douteuse et qu'ils sont très mal connus, nous nous bornerons à donner quelques indications sur les espèces dont l'autonomie ne paraît pas douteuse.

Les Amibes.

Les Amibes se présentent sous la forme de petites masses protoplasmiques irrégulières et variables dans leur forme, suivant l'instant pendant lequel on les considère; elles sont dénuées de membrane d'enveloppe et pourvues d'un noyau. L'*Amibe du colon*, *Amœba coli* (fig. 1), ainsi nommée de la partie du tube digestif qu'elle habite, mesure de 20 à 35 millièmes de millimètre en diamètre; elle a été d'abord trouvée chez un paysan du gouvernement d'Archangel, qui souffrait de dysentérie et rejetait, par les selles, une quantité considérable de ces animaux; quelques expériences permettent de conclure que ce parasite ne détermine pas l'inflammation de la muqueuse, mais l'entretient ou l'exaspère une fois qu'elle est produite [1].

---

[1] Il nous paraît hasardé de rapporter à l'*Amœba coli*, l'*Amœba jelaginia* rencontrée dans les marécages aux environs de Pétersbourg.

On a aussi trouvé des Amibes dans l'Inde et en
Chine, dans les déjections cholériques et dysentériques
et on en a également rencontré en Italie, aussi bien chez
des personnes saines que chez d'autres atteintes de

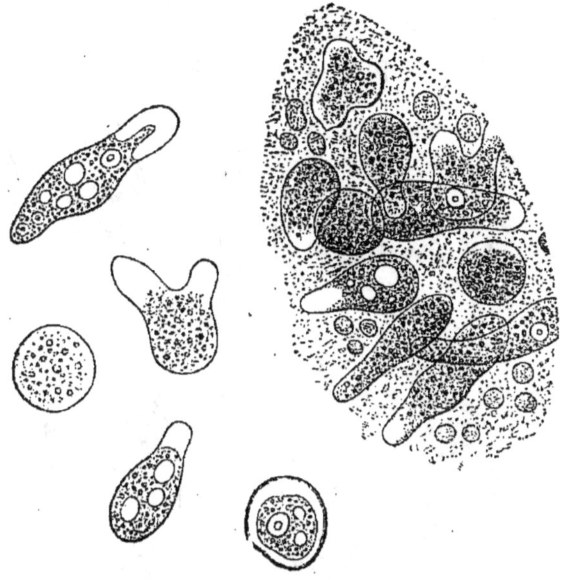

Fig. 1. — *Amœba coli*.

diarrhée. Est-ce la même Amibe qui a été trouvée en
Egypte par Kartulis, dans des cas de dysenterie, pullu-
lant dans les ulcérations intestinales ? Il est bien difficile
de se prononcer sur tous ces cas, aussi bien que
sur celui de l'*Amœba vaginalis*, indiquée par Baelz au
Japon.

Les Coccidies.

Coccidium oviforme (fig. 2). — On voit très souvent,
sur le foie des Lapins domestiques, des lésions qu'il

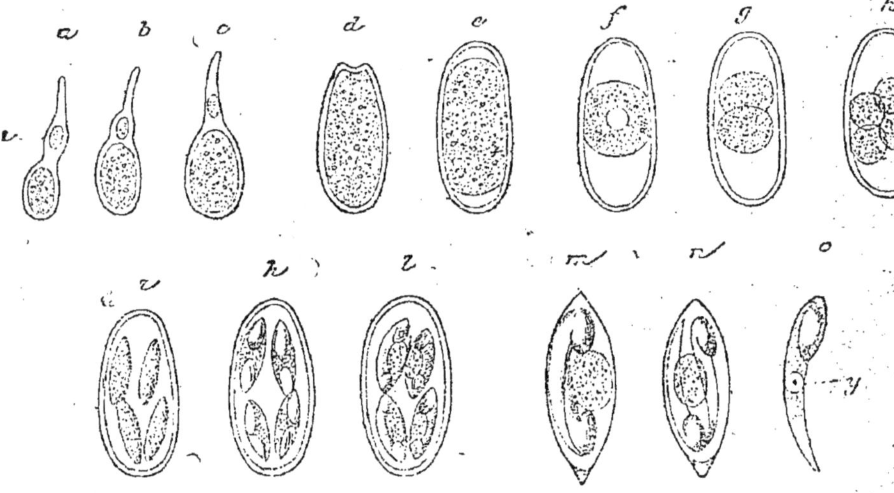

Fig. 2. — *Coccidium oviforme* du foie de lapin, d'après Balbiani. —
a, b, c, jeunes coccidies renfermées dans les cellules épithéliales des
canaux biliaires; *a,* noyau de la cellule épithéliale; *d, e, f,* coccidies
adultes enkystées; *g, h, i, k, l,* développement des spores; *m,* spore
mûre isolée montrant les deux corpuscules falciformes dans leur position
naturelle avec le noyau de reliquat; *n,* spore dans laquelle les deux
corpuscules sont écartés l'un de l'autre; *o,* corpuscule falciforme isolé;
y, son noyau.

n'est pas rare, en certaines années, d'observer sur les
Lapins sauvages et qui se voient aussi, parfois, sur le
foie de l'Homme. Ce sont des sortes de petits abcès,
où l'on trouve en énorme abondance, enfermés dans

les cellules du viscère, des organismes ovoïdes, mesurant de 30 à 40 millièmes de millimètre dans leur plus grand diamètre et de 16 à 20 dans l'autre sens, limités par une membrane à double contour et dont la reproduction est trop compliquée pour que nous l'exposions ici. Les Lapins attaqués par cette maladie maigrissent et finissent par succomber; la même affection a pu aussi déterminer la mort chez l'Homme (cas de Gubler).

Coccidium perforans. — Cette espèce a été trouvée un petit nombre de fois dans les cellules qui tapissent l'intestin de l'Homme; il n'est pas démontré qu'elle soit nuisible.

C'est à côté de ces organismes qu'il faut placer le parasite voisin, du genre *Eimeria*, découvert à Bordeaux dans le liquide purulent de la plèvre d'un homme qui faisait le service depuis plusieurs années entre cette ville et le Sénégal. On ne sait rien non plus sur son histoire.

Enfin, on a signalé tout récemment dans les pustules de la variole un organisme *Monocystis epithelialis*, qu'on a classé à côté des Coccidies, mais cette assimilation est douteuse et le nom de *Monocystis*, déjà utilisé ne pourra en tout cas lui être conservé.

Les Cercomonades.

Cercomonas hominis (fig. 3). — Cet organisme a été découvert par Davaine dans les selles de cholériques;

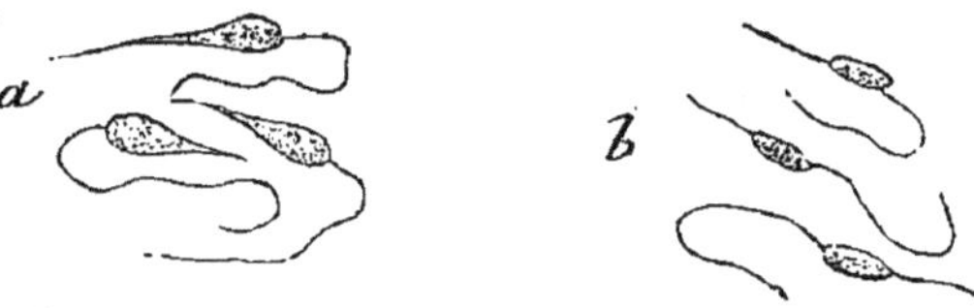

Fig. 3. — *Cercomonas hominis.*

il le trouva également en très grande quantité chez des malades atteints de fièvre typhoïde; il est pyriforme, long de 10 à 12 millièmes de millimètre, terminé en avant par un filament aussi long que le corps et en arrière par un autre filament beaucoup plus développé. Ces sortes de fouets servent à la progression.

Depuis Davaine, ces animalcules ont été souvent revus, mais dans toutes sortes de diarrhées et même chez des individus sains. Il s'agit sans doute encore ici de parasites vivant à l'état normal en petite quantité dans l'intestin et qui pullulent lorsque les conditions morbides dans lesquelles se trouve leur hôte, leur fournissent un milieu plus favorable. — On l'aurait aussi rencontré dans le foie.

Grassi a trouvé dans les déjections de diarrhéiques des organismes qu'il a appelés *Monocercomonas hominis;*

ils sont longs de 4 à 10 millièmes de millimètre et portent de 3 à 4 filaments vibratiles en avant et un court prolongement en arrière.

Les Trichomonades.

Trichomonas vaginalis (fig. 4). — Cette espèce est

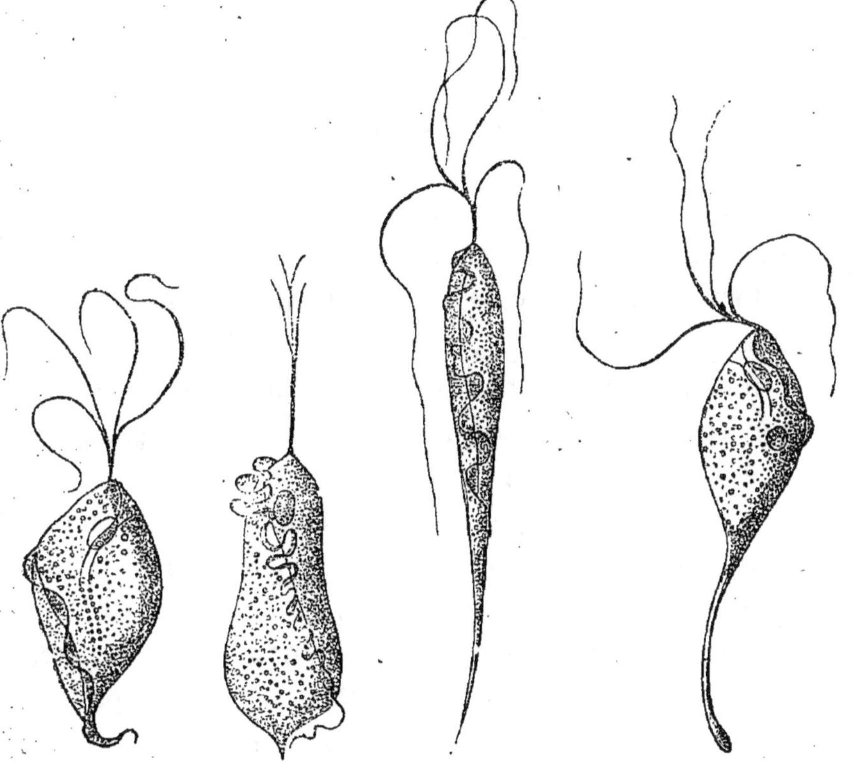

Fig. 4. — *Trichomonas vaginalis.*

beaucoup mieux connue que les précédentes; elle vit

dans le mucus vaginal très acide et ne se rencontre jamais quand ce mucus est à l'état normal. C'est un parasite très fréquent; il est vraisemblable qu'il ne détermine pas l'état pathologique dans lequel on le trouve.

Trichomonas intestinalis. — Très voisin du précédent, dont il diffère surtout par l'habitat; on peut le rencontrer chez des individus sains.

Le Lamblia intestinalis.

C'est un curieux parasite qui vit dans l'intestin de différents Rongeurs et que l'on a aussi rencontré chez l'Homme. Il mesure de 5 à 10 millièmes de millimètre et est pyriforme; le corps est terminé par un long filament bifurqué, et trois paires de filaments se voient sur les côtés; la partie antérieure et inférieure présente une forte dépression.

Le Lamblia ne détermine pas de phénomènes morbides chez les Rongeurs; il n'a été trouvé chez l'Homme que dans des selles diarrhéiques.

Désigné sous différents autres noms, ce parasite, pour des raisons de nomenclature, a reçu du professeur R. Blanchard l'appellation que nous avons adoptée et qui rappelle l'auteur de sa découverte.

Le Balantidium coli.

Le *Balantidium coli* (fig. 5) est beaucoup plus élevé en organisation que tous les précédents ; c'est le seul Infusoire parasite de l'Homme ; comme les autres Infusoires, il a le corps hérissé de cils vibratiles ; sa forme est ovoïde, il mesure de 70 à 100 millièmes de millimètre de longueur sur une largeur moindre d'un tiers. On l'a assez souvent observé dans des troubles graves du tube digestif à Pétersbourg, Dorpat, Upsal, Stockholm, au Saint-Gothard, à Pavie, en Cochinchine ; il n'a pas

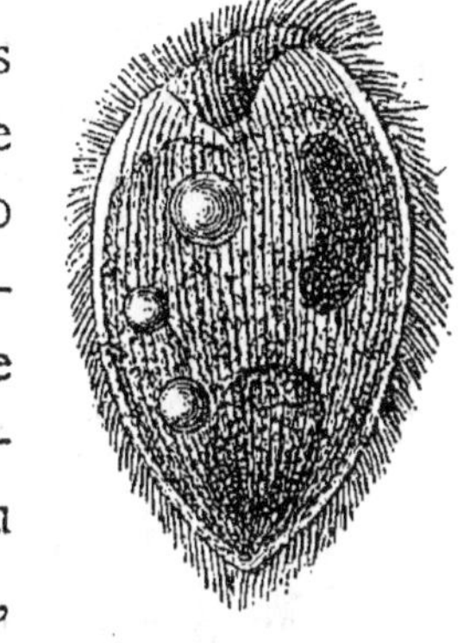

Fig. 5. — *Balantidium coli.*

été encore observé chez l'Homme sain. L'hôte normal de ce parasite est le Cochon, dans l'intestin duquel il ne détermine aucun trouble ; on l'y trouve très communément, et c'est probablement cet animal qui le transmet à l'Homme.

LES TRÉMATODES

On donne le nom de Trématodes à des Helminthes dont la taille ne dépasse guère jamais quelques centimètres, dont les espèces les plus connues sont géné-

ralement de forme aplatie, foliacée, et portent deux
ventouses musculeuses en avant du corps. Au fond
de la ventouse antérieure, qui sert d'appareil de succion, se trouve la bouche, dépourvue d'autres armes;
la seconde ventouse sert d'organe de fixation. A la
bouche fait suite un appareil digestif bifurqué dont les
branches sont simples ou rameuses et qui ne se termine pas par un anus. L'appareil respiratoire fait défaut;
il existe une sorte d'appareil circulatoire spécial, le
système nerveux est formé de ganglions disposés autour
de l'œsophage et d'où partent des filets qui se rendent
aux différents organes.

Tous les Trématodes sont parasites et ils sont
soumis à des migrations; à l'état parfait, ils peuvent
se rencontrer chez les animaux les plus divers, dans
l'intestin, dans le foie, dans le sang, etc. Les conditions dans lesquelles on les rencontre à l'état larvaire
sont encore plus variées.

Le thème général des migrations chez les Trématodes est le suivant :

Un œuf pondu par le parasite, est rejeté par l'hôte
d'une façon quelconque (avec les urines, les excréments, etc.); il faut qu'il tombe dans l'eau sous peine
de se détruire et, s'il arrive dans ce milieu, l'évolution
commence : il se forme à l'intérieur de l'œuf, une
larve dont l'organisation est indistincte et qui est enve-
loppée d'une membrane hérissée de cils vibratiles —
on sait qu'une propriété des cils vibratiles est de battre

l'eau sans relâche : ce sont ici les organes de natation. — La coque de l'œuf, à un certain moment, se rompt à l'une de ses extrémités et la larve est mise en liberté (fig. 6). Elle vit indépendante dans l'eau, pendant un temps déterminé, puis pénètre à l'intérieur d'un animal aquatique, d'un Mollusque, par exemple.

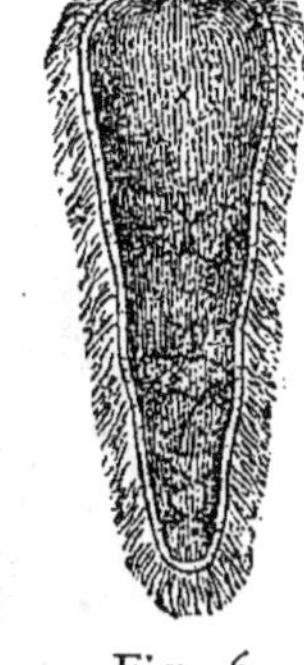

Fig. 6.
Embryon cilié
au moment
de l'éclosion.

Le jeune parasite perd d'abord son enveloppe ciliée devenue inutile, augmente de volume, sans présenter pour cela de traces d'une organisation plus élevée, puis commence à se multiplier par voie asexuée : des petits se délimitent progressivement au sein du corps de la mère, finissent par être bien distincts, et ces petits à leur tour peuvent être le siège de phénomènes semblables. Qu'il y ait ainsi une ou plusieurs générations successives aux dépens de ces larves, les petits, en dernière analyse, revêtent une forme particulière à laquelle on a donné le nom de *cercaire* à l'époque où l'on pensait que ces petits êtres constituaient des espèces distinctes : le nom de *cercaire* (du mot grec *cerca*, queue) tire son origine de l'appendice caudal de ces larves, qui est d'ordinaire très développé et qui sert à la natation. — L'organisation du corps du petit animal rappelle celle d'un Distome, qui serait dépourvu d'organes de reproduction ; d'ordinaire, les cercaires portent une sorte d'aiguillon à la partie antérieure du corps et elles sont pourvues d'un ou deux yeux (fig. 7).

Il arrive un moment où la cercaire, grâce à son aiguillon frontal, perfore les tissus de son hôte pour gagner le milieu ambiant : devenue libre dans l'eau, elle y nage pendant un temps variable, jusqu'à ce qu'elle gagne un nouvel hôte, un animal aquatique quelconque, dans lequel elle pénètre par effraction, en s'aidant de son aiguillon et de sa queue. Le jeune animal étant ainsi arrivé à destination, la queue et l'aiguillon disparaissent, et il devient ainsi semblable à un Distome, à cela près que les organes de reproduction ne sont pas développés. Il ne doit pas évoluer plus loin dans ce nouvel hôte et un kyste, une sorte de sac membraneux, for-

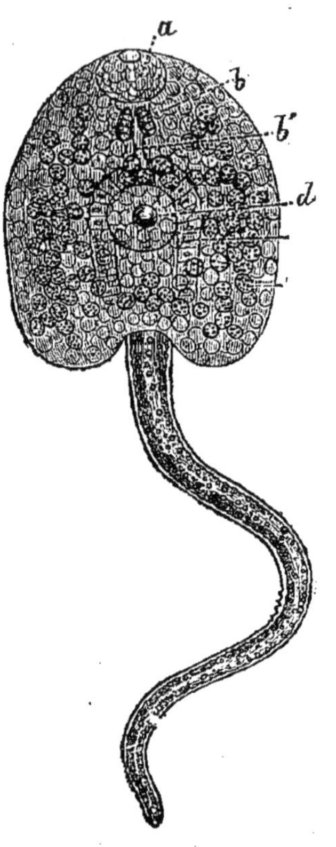

Fig 7. — Cercaire libre, d'après Thomas. — *a*, ventouse buccale ; *b*, pharynx ; *b'*, œsophage ; *c*, cœcum intestinal ; *d*, ventouse ventrale ;

mé par les tissus de ce dernier, se dispose autour de lui.

Le jeune Distome peut ainsi séjourner longtemps

dans une sorte de vie latente dont il ne sortira que si un animal déterminé, son hôte définitif, en avalant l'hôte actuel et provisoire, ne met de nouveau le parasite en liberté. Cette fois, le Distome est amené dans le tube digestif où il évoluera, ou d'où il lui sera facile de gagner son organe d'élection. Si cette migration passive ne se produit pas, le parasite finit par s'encroûter de calcaire et meurt dans l'hôte provisoire; d'un autre côté, s'il arrive dans l'intestin d'un animal autre que l'hôte définitif, il y est immanquablement digéré.

Des modifications variées peuvent se produire au cours de l'évolution que nous n'avons indiquée que d'une façon schématique : ainsi, par exemple, dans certaines espèces, la cercaire va s'enkyster sur une plante aquatique et y attend que ce végétal soit mangé par l'hôte définitif. Il est possible aussi que les Trématodes qui vivent dans les poumons, le sang, etc., présentent des phénomènes particuliers au point de vue de leur migration, mais ces phénomènes sont inconnus jusqu'ici.

Quoi qu'il en soit et de quelque manière qu'elles arrivent, si les choses vont au mieux pour le jeune Distome, il augmente rapidement de taille, forme ses organes génitaux et pond une quantité d'œufs pour lesquels recommence le cycle assez compliqué que nous venons d'exposer.

La Douve du foie (Distoma hepaticum).

A l'état adulte, la Douve du foie se rencontre le plus habituellement chez le Mouton et chez le Bœuf; on la trouve assez souvent aussi chez divers Ruminants (Chevreuil, Chèvre, Chameau, etc.); elle est plus rare

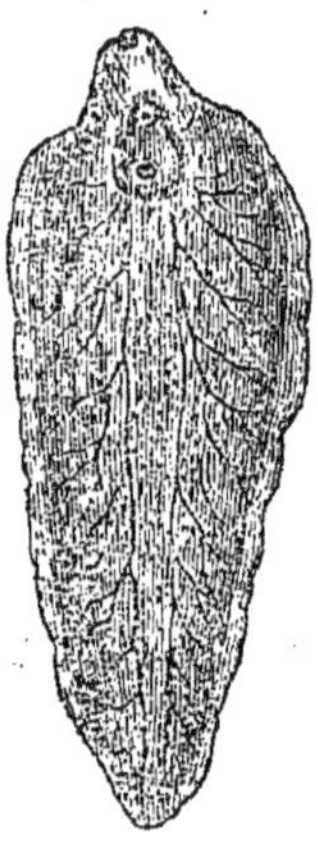

Fig. 8. — *Distoma hepaticum* de grandeur naturelle, vue de face.

chez un certain nombre d'autres Mammifères tels que le Cheval, l'Ane, l'Eléphant, le Cochon, le Lièvre, etc. On l'a trouvée à plusieurs reprises chez l'Homme. La Douve du foie est à peu près cosmopolite.

C'est un Trématode long de 2 à 3 centimètres et qui peut atteindre plus d'un centimètre dans sa plus grande largeur. Il est de forme ovale, aplati, d'apparence foliacée, ses ventouses, quoique relativement petites, sont bien nettes; toute la surface du corps est revêtue de petits piquants. Quand on le regarde par transparence et en le comprimant légèrement, on voit nettement les points occupés par le tube digestif et par les œufs (fig. 8).

On a longtemps ignoré quel pouvait être l'hôte intermédiaire de la Douve du foie, et c'est seulement dans ces derniers temps qu'on a pu faire l'histoire complète de cet animal : c'est dans un petit Mollusque, la

Lymnæa truncatula[1], que vit la larve et c'est par cette Lymnée seulement, avalée avec l'herbe par le ruminant, que le Distome arrive chez son hôte définitif.

On avait dit qu'une autre espèce de Lymnée, la *Lymnæa peregra*, également commune par toute la France, pouvait aussi servir d'hôte intermédiaire à la Douve du foie, mais il a été reconnu que les jeunes larves ne se développaient dans celle-ci que jusqu'à un certain point seulement et n'y pouvaient terminer leur évolution larvaire.

On a fait remarquer, avec raison, que la Douve du

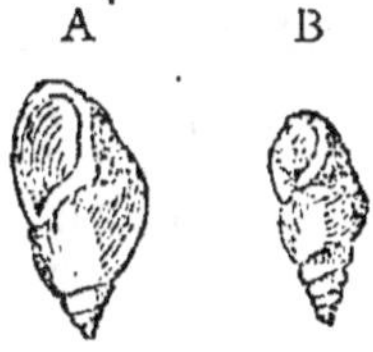

Fig. 9. — A. *Lymnæa truncatula* ; B. *Lymnæa peregra*.

foie se rencontrait dans des pays où ne se trouve pas la *Lymnæa truncatula*, comme en Australie, par exemple, où il n'existe pas de Lymnées, aux îles Shetland, où ne vit pas la *Lymnæa truncatula*, mais où l'on trouve la *Lymnæa peregra*. On peut répondre à ces objections que les faibles dimensions de cette coquille sont peut-être cause qu'elle a échappé aux recherches dans les Shetland, et qu'en Australie une espèce des

[1] La *Lymnæa truncatula* habite presque toute la France et semble plus commune dans le nord que dans le midi ; elle vit dans les bassins, les fossés, les ruisseaux, les rigoles des prairies et aime à se tenir hors de l'eau ; la coquille de l'adulte mesure environ un centimètre de hauteur (fig. 9).

genres, *Physa, Melania,* etc., remplace sans doute la *Lymnæa truncatula.*

La Douve du foie vit généralement dans les conduits et la vésicule biliaires; c'est exceptionnellement qu'on la rencontre en d'autres points du corps. Les lésions qu'elle détermine dans le foie sont en rapport, comme intensité, avec le nombre des parasites, et peuvent passer absolument inaperçues quand il y sont très peu nombreux. Au contraire, quand les parasites sont en très grand nombre, on observe des phénomènes qui ont été surtout bien observés chez les animaux, où ils constituent la maladie appelée *cachexie aqueuse,* vulgairement *pourriture,* dont nous allons rappeler les caractères, puisqu'elle peut s'observer chez l'Homme.

C'est de juillet à octobre que se fait l'infestation du Mouton par la Douve; d'après Leuckart, le jeune parasite mesure alors au plus 1 millimètre de longueur; il lui faudra trois semaines pour acquérir son complet développement, la durée de son existence est de neuf mois environ, d'après certains auteurs, quinze mois selon d'autres. Ce sont les Ruminants jeunes qui sont principalement atteints.

Un mois et demi ou deux mois après l'infestation, l'animal a déjà perdu sa gaieté, sa marche est devenue lente, l'appétit est diminué et la rumination troublée; on constate la pâleur des muqueuses et l'infiltration de la conjonctive, d'où l'apparition d'un bourrelet caractéristique au bord des paupières. Ces symptômes s'aggravent en même temps que l'amaigrissement devient considérable et contraste avec l'hydropisie des jambes, des joues, des côtés du cou et autres parties déclives. La diarrhée achève d'épuiser le malheureux animal qui meurt d'ordinaire de deux à six mois après le début de la maladie.

L'autopsie montre que la masse totale du sang et la proportion des globules et de l'albumine sont fortement diminuées, mais c'est surtout dans le foie que les lésions sautent aux yeux; en comprimant les canalicules biliaires, on en fait sortir les Distomes plongés dans une sorte de bouillie verdâtre ou jaunâtre; ces canalicules sont dilatés, incrustés de calcaire; il en est qui deviennent absolument obstrués, ce qui est dû à ce que le ver s'engageant dans un canal étroit ne peut revenir en arrière à cause des épines qui le revêtent et qui l'ancrent dans les parois; l'obstruction des canaux détermine l'atrophie des territoires correspondants de la glande et ce sont toutes ces lésions du foie qui déterminent en fin de compte les troubles de nutrition et de circulation auquel succombe souvent l'animal infesté.

Dans les cas relativement peu nombreux, où la Douve du foie a été observée chez l'Homme, on n'a trouvé généralement qu'un petit nombre de parasites, c'est dire que rarement, les lésions produites par cet animal atteignent dans notre espèce un degré notable.

Il faut remarquer, toutefois, que la cachexie aqueuse de l'Homme, de même que celle des animaux, est signalée comme endémique et fréquente en Dalmatie, dans la vallée de la Narenta ; malheureusement, on ne possède pas encore de données certaines sur la manière dont la Douve se comporte chez l'Homme dans cette contrée.

Nous avons dit plus haut que la Douve pouvait se rencontrer accidentellement en d'autres points du corps que le foie, dans des tumeurs sous-cutanées par exemple : les vers restent alors à l'état asexué.

Tout ce que l'on peut recommander comme prophylaxie relativement à cet animal c'est de prendre garde aux salades qui pourraient porter les Lymnées très jeunes et par conséquent très petites, qui hébergent la Douve, ou au Cresson sur lequel les cercaires peuvent s'enkyster et même aux eaux employées comme boissons, dans lesquelles on pourrait avaler les cercaires, si l'on admet, toutefois, ce qui n'est pas démontré, que celles-ci puissent se développer directement.

Distoma Rathousi.

C'est une espèce tout récemment décrite (1887) par M. Poirier qui l'a dédiée au Père Rathouis, de qui il tenait ce parasite; l'animal avait été rendu par une chinoise qui souffrait de douleurs hépatiques, dans la mission de Zi-kawei. Ce Distome ressemble, à première vue, au *D. hepaticum* par la taille et la forme générale, mais il en diffère par la largeur de la ventouse ventrale et du cou et par plusieurs particularités anatomiques.

Distoma lanceolatum.

Le *D. lanceolatum* est de beaucoup plus petit que le *D. hepaticum*; il ne dépasse pas un centimètre de longueur sur une largeur de deux millimètres et demi (fig. 10). Il se trouve souvent en très grande quantité dans les mêmes conditions et chez les mêmes hôtes que le *D. hepaticum*, avec lequel il est fréquemment associé.

Les symptômes déterminés par la présence de ce parasite ne sont jamais aussi graves que ceux que produit son congénère et il ne peut, à lui seul, déterminer la cachexie aqueuse. Cela est dû, d'après Leuckart à sa petite taille et surtout à l'absence de piquants sur les téguments, ce qui fait qu'il ne peut obstruer les voies biliaires.

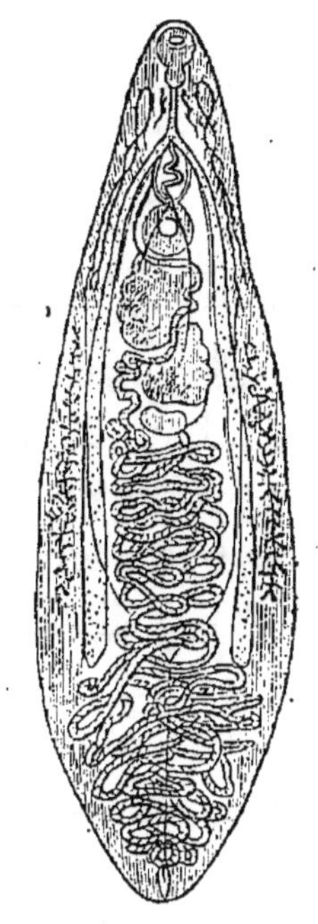

Fig. 10. — *Distoma lanceolatum*, vu par la face dorsale.

Le Distome lancéolé a été rencontré chez l'Homme en Europe et dans l'Amérique du Nord. On n'a pas constaté jusqu'ici de symptômes graves dus à sa présence (sauf peut-être un cas rapporté par Leuckart) ; la guérison est spontanée, par suite de l'élimination des parasites qui ne peuvent vivre qu'un an au maximum.

L'hôte intermédiaire du *D. lanceolatum* est un petit Gastéropode d'eau douce à coquille décrivant une spirale aplatie, mesurant 12 à 15 millimètres de diamètre sur 3 millimètres environ de hauteur, le *Pla-*

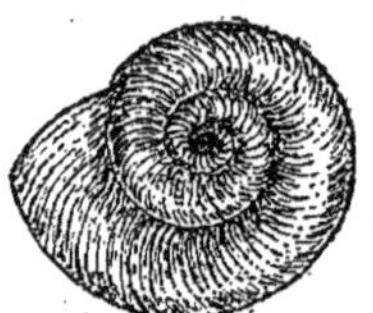

Fig. 11. — *Planorbis marginata.*

norbis marginata; ce Mollusque est commun dans les eaux stagnantes de nos pays (fig. 11).

Comme le pense Leuckart, il est probable qu'il faut rapporter au *D. lanceolatum* les quatre petites Douves non sexuées, observées par Gescheidt et von Ammon dans l'œil d'un enfant affecté de cataracte congénitale ; il faut les considérer comme des parasites égarés. Ils ont été inscrits au nombre des parasites humains, sous les noms de *D. ophthalmobium* e t *D. oculi-humani.*

Distoma sinense [1].

Les médecins européens établis au Japon et dans les contrées voisines, ont fait connaître un certain

[1] Le Distome dont nous faisons maintenant l'histoire, doit garder le nom de *Distoma sinense* que lui imposa le regretté Cobbold en 1875 ; c'est

nombre de Distomes qu'ils ont découvert dans ce pays et sur lesquels, malheureusement, ils n'ont jusqu'ici donné que des renseignements trop insuffisants pour caractériser les espèces, sans rien nous apprendre au sujet de leurs mœurs.

C'est ainsi que Baelz avait d'abord décrit deux Distomes qui rappellent pour la taille le *D. lanceolatum*, sous les noms de *D. hepatis perniciosum* et *D. hepatis innocuum* (1883). Ces deux noms, établis sur une observation clinique, provenaient de ce que le premier avait été trouvé chez un homme mort d'une maladie de foie et le second chez plusieurs sujets morts d'une affection différente et dont le foie n'avait présenté que peu d'altérations. C'était là, en l'absence de différences sérieuses dans les caractères extérieurs ou internes, une observation fort insuffisante, pour justifier l'établissement de deux espèces et l'on peut s'en convaincre en parcourant la description des deux formes. Plus tard d'ailleurs (1885), Baelz lui-même changea sa manière de voir et admit que ces deux espèces devaient n'en former qu'une seule. C'est donc cette opinion que nous adoptons, en attendant que

au même animal, en effet, que Leuckart donna en 1876 le nom de *D. spathulatum*. Pour des raisons que nous donnons plus loin, Baelz y vit d'abord, en 1883, deux espèces qu'il crut nouvelles et il appela l'une d'elles *D. hepatis endemicum seu perniciosum* et l'autre *D. hepatis innocuum*; en 1886 Isao Ijima, adopta pour cette forme le nom de *D. endemicum* en même temps que R. Blanchard lui donnait le nom de *D. japonicum*. La priorité appartient donc au nom de Cobbold. Nous ne serions pas étonné que le *D. conjunctum* de Cobbold ne fût autre chose que ce même animal.

Leuckart, qui a étudié ces animaux en nature, fasse
connaître la sienne.

Pour Wallace Taylor, médecin à Osaka (Japon),
ces Distomes semblent identiques au *D. sinense* de
Cobbold. Notons que cet auteur leur donne le nom de
D. hepaticum, sans pour cela les identifier au *D. hepaticum* tel que le comprennent tous les zoologistes, car
il déclare que l'espèce qu'il appelle de ce nom « est différente de la *Fasciola hepatica* de Linnée »; or, tout le
monde sait que cette dernière appellation est syno-
nyme de *D. hepaticum*.

L'opinion de Taylor est admise volontiers par Isao
Ijima, professeur à l'Université de Tokio, mais il conserve pour les Distomes observés
par Baelz le nom de *D. endemicum*.
Nous ne pouvons que l'imiter dans
ce rapprochement en attendant de
plus amples informations à ce sujet. Nous reproduisons les dessins
imparfaits que l'on a donné de cet
animal (fig. 12 et 13).

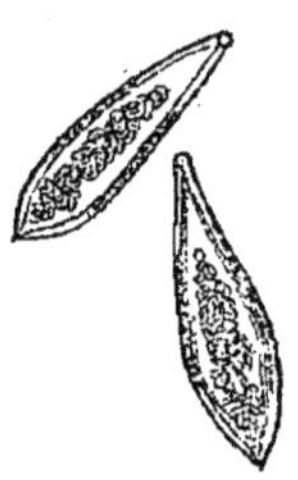

Fig. 12. — *Distoma sinense,*
de grandeur naturelle,
d'après Mac-Connell.

Baelz avait d'abord assigné des
limites très précises à l'habitat de son Distome : deux
villages contigus, à une certaine distance de la ville
d'Okayama et deux autres villages près de Hiroshima,
localité éloignée de la première de près de 70 kil. ;
mais il a été constaté depuis, que le parasite n'existe
pas dans ce dernier point, du moins n'a-t-on pas trou-

vé d'œufs de Distome dans les excréments des malades. En revanche, on l'a rencontré en un assez grand nombre d'autres points dans le pays et le parasite est loin d'avoir la localisation restreinte qu'on lui avait supposée d'abord ; il est vraisemblable que toutes les localités qu'il habite ne sont pas encore connues.

La localité classique, pour ainsi dire, de ce parasite près d'Okayama, est une bande de terre située entre la mer, et une lagune d'eau saumâtre entourée des autres côtés par des collines basses : cette bande de terre est longue d'une trentaine de kilomètres, large de plus d'une lieue ; elle a été enlevée à la mer depuis moins d'un siècle ; le sol en est relativement sec, coupé de canaux et de fossés. L'eau qui sert aux usages culinaires et comme boisson, est amenée de puits creusés au pied des collines, mais les habitants font souvent usage des eaux des fossés, quand

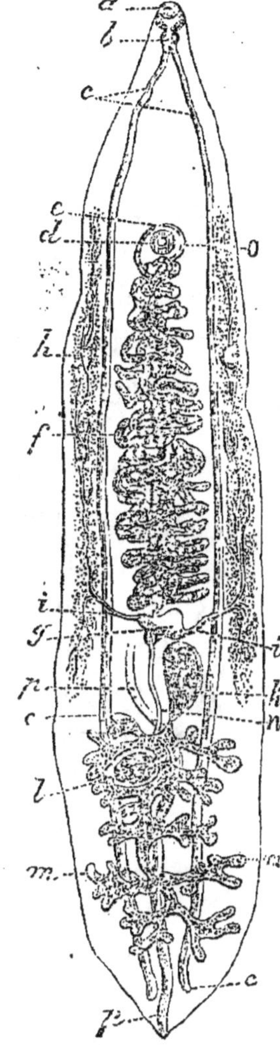

Fig. 13. — *Distoma sinense,* grossi environ 6 fois, d'après Mac-Connell. — *a,* ventouse buccale ; *b,* pharynx ; *c,* cœcum intestinal ; *d,* ventouse postérieure ; *e,* vulve ; *k,* glande coquillère ; *l,* réservoir spermatique ? ; *m,* testicule ; *n,* canal déférent ; *o,* terminaison du canal déférent.

ils sont éloignés des puits et l'on a constaté que l'infestation diminue de fréquence quand on s'approche de ces puits, ce qui semble permettre d'incriminer l'eau des fossés. Tout à fait à proximité des puits et au delà de la bande de terre dont nous avons parlé, la maladie est inconnue.

D'après Baelz, 20 p. 100 des habitants de ces villages seraient attaqués par le parasite mais, d'après le travail d'Ijima, ce chiffre serait exagéré; les deux sexes sont également atteints, et il y aurait deux enfants malades pour un adulte. Les habitants redoutent particulièrement la maladie déterminée par ce ver.

Les symptômes de l'affection sont variables; il y a un appétit exagéré et une sensation croissante de pesanteur dans la région épigastrique; en même temps le foie, siège du parasite, est frappé d'une hypertrophie considérable; la rate augmente aussi de volume.

Dans un grand nombre de cas, l'état général ne se modifie pas sensiblement, même pendant plusieurs années, mais tôt ou tard la nutrition s'altère et les malades finissent par mourir d'épuisement.

L'intensité de la maladie et sa terminaison dépendent naturellement du nombre des parasites; il est inutile d'insister à ce sujet et c'est pour avoir vu des cas dans lesquels il ne constatait pas de troubles hépatiques que Baelz avait été conduit à établir deux espèces distinctes aux dépens de cet animal.

Disons pour terminer que, dans un travail tout récent (juin 1886) Isao Ijima a ajouté quelques faits intéressants à l'histoire du *Distoma sinense* ; il en a vu la larve ciliée et a fait connaître que le parasite se trouvait aussi dans le foie du Chat, sur lequel on pourra faire des expériences intéressantes pour la pathologie humaine. En 1883, Taylor avait déjà indiqué chez ce carnassier un Distome qui doit être celui d'Ijima et il avait constaté que la maladie produite chez le Chat par ce parasite était plus grave et évoluait plus rapidement que chez l'Homme. Taylor d'ailleurs n'avait établi aucun rapprochement entre le Distome du Chat et celui dont nous venons de faire l'histoire.

Distoma Ringeri.

Cette forme intéressante, que l'on connaît depuis 1880, habite, non plus le foie, mais le poumon de l'Homme : elle mesure un peu moins de 1 centimètre de long sur 50 millimètres de large ; son corps est cylindrique, particularité peu fréquente chez les Trématodes ; elle porte le nom du Dr Ringer qui la découvrit à Formose.

Le Distome de Ringer habite l'île Formose, la Corée et il est très fréquent au Japon, surtout dans la partie Sud. Il est très inégalement réparti dans les différentes localités et il est fort possible qu'il existe en d'autres points du continent asiatique : en effet, on ne peut, en dehors des autopsies, reconnaître la présence de l'animal qu'en en cherchant les œufs dans les crachats à l'aide du microscope ; il est donc probable que l'on méconnaît souvent la présence du parasite et que l'on confond l'affection à laquelle il donne lieu, avec les manifestations de la phthisie ou de certaines bronchites.

On peut définir par l'expression de *hémoptysie parasitaire*, la maladie produite par ce Distome : dans cette affection, en effet, la toux est légère ou nulle, les crachats sont faiblement colorés par le sang, enfin, on observe pendant des années des hémorrhagies plus ou moins abondantes et qui se produisent très irrégulièrement.

L'*hémoptysie parasitaire* n'est pas une affection grave, ses symptômes sont peu pénibles en général et ils ne deviennent alarmants que dans des cas exceptionnels. C'est alors que l'on pourrait confondre la maladie avec la tuberculose, mais l'examen des crachats qui fourmillent d'œufs du parasite lève vite tous les doutes.

Le Distome de Ringer se trouve dans les petites bronches et aussi dans des sortes de cavernes qui atteignent le volume d'une noisette et dont la paroi est indurée ; tout le tissu voisin, aussi bien que les bronches voisines, est le siège d'une inflammation assez vive ; les cavités sont remplies de mucus, de globules sanguins, de Distomes et de débris de tissu pulmonaire : c'est de là que les œufs remontent avec les mucosités.

Les différents moyens de traitement qui ont été

essayés pour guérir cette affection, n'ont été jusqu'ici suivis d'aucun succès.

On ne sait encore rien des migrations du parasite : l'observation a seulement montré que les œufs abandonnés dans l'eau donnent naissance à une larve ciliée qui nage librement ; on peut sans doute supposer que la manière de vivre et de se développer dans cette espèce est analogue à celle des autres Distomes et que l'Homme s'infeste soit en avalant, avec sa boisson, l'hôte du parasite, soit en mangeant, avec les légumes, le mollusque qui l'héberge.

Pour Wallace Taylor, médecin à Osaka, le Distome de Ringer se rencontre surtout dans les régions montagneuses.

Distoma conjunctum.

C'est un petit Trématode très mal connu, découvert par Cobbold dans le foie d'un renard américain (*Canis fulvus*) mort au Jardin zoologique de Londres ; il a

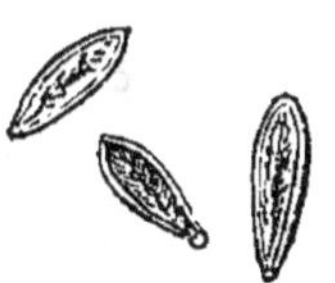

Fig. 14. — *Distoma conjunctum* de grandeur naturelle, d'après Mac-Connell.

été retrouvé plus tard dans des chiens parias de l'Inde

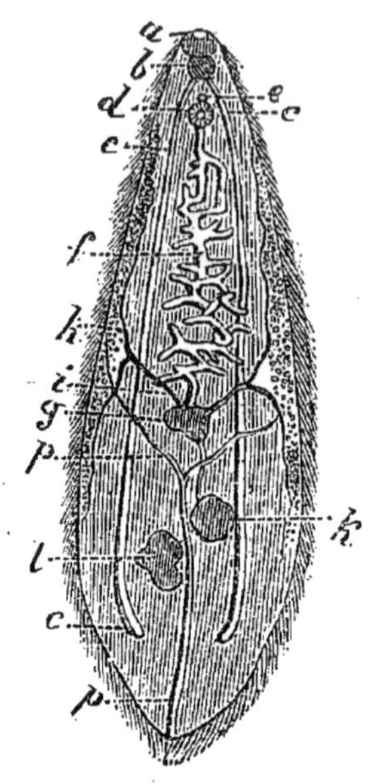

Fig. 15. — *Distoma conjunctum*, grossi environ six fois, d'après Mac-Connell. — *a*, ventouse buccale ; *b*, pharynx ; *c*, cœcum intestinal ; *d*, ventouse postérieure ; *e*, sinus génital ; *f*, utérus ; *g*, ovaire ou germigène ; *h*, vitellogène ; *i*, vitelloducte ; *k*, testicule antérieur ou droit ; *l*, testicule postérieur ou gauche ; *p*, appareil excréteur.

par Lewis et enfin rencontré deux fois chez l'Homme par Mac-Connell, médecin à Calcutta. Cette espèce se distinguerait du *D. sinense* par les « courts piquants ou poils » qui revêtent le corps et par sa taille un peu plus petite.

Il importe de noter à ce sujet que les piquants qui revêtent le corps ont échappé à Cobbold et que la détermination du parasite a été faite par Mac-Connell, peu préparé aux études helminthologiques. Après la description si incomplète donnée par le médecin de Calcutta, on est en droit de mettre en doute l'autonomie de l'espèce et de se demander s'il ne s'agit pas là tout simplement du *D. sinense*.

Nous reproduisons les dessins que l'on possède de cette espèce (fig. 14 et 15).

Distoma crassum.

C'est le plus grand Distome qui vive chez l'Homme ;

il est long de 4 à 7 centimètres sur une largeur de
1 centimètre et demi à 2 centimètres ; son corps est
plat, très épais et les téguments sont lisses.

Le *D. crassum* a été trouvé six fois chez l'Homme,
dans l'intestin grêle ; il a été rencontré une fois dans
la vésicule biliaire. Il n'a été observé qu'en Chine ou
sur des personnes qui revenaient de ce pays. Buck
qui, le premier, vit cet animal, le trouva chez un
Lascar engagé sur les paque-
bots qui faisaient le service des
Indes.

·On en est réduit à des sup-
positions pour tout ce qui concerne l'histoire de cette espèce.

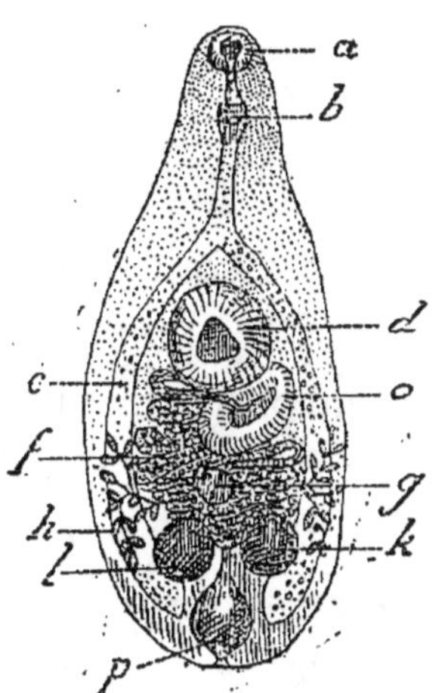

Fig. 16. — *Distoma heterophyes,* d'après Bilharz. —
a, ventouse buccale ; *b,*
pharynx ; *c,* cœcum intestinal ; *d,* ventouse ventrale ;
f, utérus ; *g,* germigène ;
k, testicule gauche ; *i,* testicule droit ; *o,* bourrelet
circulaire entourant les orifices sexuels ; *p,* appareil
excréteur.

Distoma heterophyes.

Le *D. heterophyes* est une petite espèce longue de 1 millimètre à 1 millimètre et demi,
large d'un demi-millimètre, qui,
jusqu'ici, n'a été observé que
deux fois en Egypte, par Bilharz,
dans l'intestin grêle d'un enfant
où il existait en très grand nom-
bre (par centaines) ; la partie infestée semblait marquée d'une multitude de points rouges dus à la cou-

leur des œufs vus à travers les téguments de l'animal ;
en outre de ses deux ventouses, une sorte de bourrelet, garni de soies très courtes, est disposé autour de
l'ouverture génitale et simule une troisième ventouse,
ce qui, joint à la petitesse, caractérise tout à fait cette
espèce (voy. la fig. 16).

Bilharzia hœmatobia.

Ce parasite de l'Homme est une des rares espèces
de Trématodes chez lesquelles les sexes sont séparés
et portés par deux individus différents. Il a été découvert en Egypte par Bilharz et on le rencontre, paraît-il,
encore aujourd'hui chez un tiers de la population de
ce pays ; on l'a trouvé aussi en beaucoup d'autres
points de l'Afrique, où il est également commun ; il
existe dans quelques îles voisines de ce continent
(Maurice, Nossi-Bé), et l'on a de fortes raisons de
supposer qu'on le trouve également en quelques points
de Madagascar. Ce n'est pas un parasite exclusivement
propre à l'Homme, et on l'a rencontré chez une sorte
de Guenon vulgairement appelée *Mangabey (cercopi-
thecus fuliginosus)*.

La Bilharzie a, à peu près, la grosseur d'un
Oxyure ; elle est de couleur blanche, comme beaucoup de parasites. Cet animal diffère beaucoup, à

première vue, des Distomes ordinaires : il est bien aplati à la partie antérieure, mais il semble arrondi dans le reste de son étendue. Cette particularité est due à une disposition curieuse : le corps, en effet, se roule en cylindre, de manière à former une sorte de canal par sa partie postérieure. C'est dans cette espèce de canal que se trouve toujours la femelle. Celle-ci est très différente du mâle, elle est d'un tiers plus longue et mince comme un fil ; ses extrémités antérieure et postérieure sortent aux deux bouts de la gouttière formée par le corps du mâle, l'extrémité postérieure étant beaucoup plus saillante que l'autre (fig. 17).

Le parasite se nourrit de sang ; on en retrouve un grand nombre de globules dans son tube digestif.

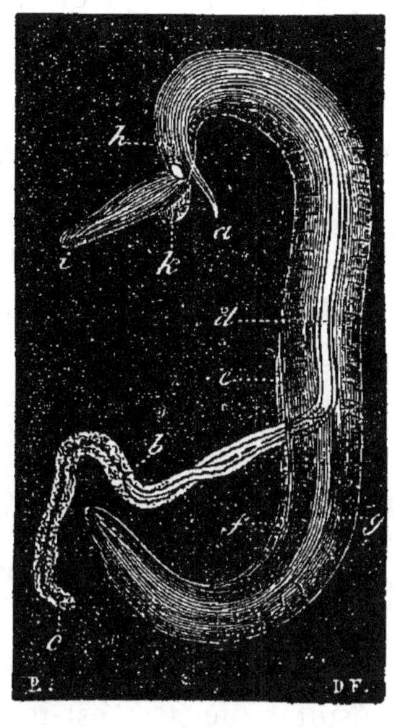

Fig. 17. — Distome hématobie : mâle et femelle fortement grossis ; *a b* la femelle en partie contenue dans le canal *gynæcocophore* ; *a*, l'extrémité antérieure ; *c*, l'extrémité postérieure ; *d*, le corps vu par transparence dans le canal ; *e, f, g, h, i*, le mâle ; *ef*, canal *gynæcophore* entr'ouvert en avant et en arrière de la femelle, qui a été en partie extraite de ce canal pour en bien faire voir la disposition : *g, h*, limite vers le dos de la dépression de la face ventrale constituant le canal ; *i*, ventouse buccale ; *k*, ventouse ventrale ; entre *i* et *h*, le tronc ; en arrière de *h*, la queue (d'après Bilharz.)

On connaît jusqu'ici peu de choses au sujet du développement de cet animal, bien que de nombreuses recherches aient été entreprises pour connaître l'hôte chez lequel il vit, très vraisemblablement, à l'état larvaire : on sait seulement que les œufs se développent dans l'eau et qu'ils donnent naissance à un embryon muni de cils vibratiles, qui nage pendant un temps plus ou moins long ; des larves apparaissent bientôt, par une sorte de bourgeonnement intérieur, dans cet embryon cilié qui se déchire pour leur livrer passage et meurt ; les larves de nouvelle formation vivent aussi dans l'eau, mais c'est tout ce qu'on sait à leur sujet. Mises en présence de nombreux Mollusques, Crustacés, larves d'Insectes, etc., elles ne les ont pas envahies. Peut-être ce résultat négatif est-il dû à ce que les larves de la Bilharzie n'ont eu à leur disposition, dans cette expérience, que des animaux adultes, au lieu d'hôtes aussi jeunes que possible — des faits de ce genre ont été constatés pour d'autres parasites. — Quoi qu'il en soit, si l'on raisonne par analogie, il n'est pas douteux que le jeune parasite n'aille s'enkyster chez quelque animal aquatique. L'infestation se ferait ainsi par les eaux non filtrées ni bouillies prises en boisson et avalées avec les petits animaux qu'elle peut contenir. Il est encore possible que la forme larvaire, correspondant chez la *Bilharzia* au stade *cercaire* des autres Distomes, s'enkyste sur des végétaux terrestres sur lesquels elle serait amenée par les inondations ou par les eaux d'arrosage. Il est peu probable que le parasite arrive directement dans l'intestin de l'Homme pour gagner de là les vaisseaux.

C'est en effet dans les veines de la région abdominale (veine porte, veines de la rate, de l'intestin, de la vessie) que l'on trouve l'animal développé. Comment peut-il arriver dans ces points ? Il n'est pas facile de le dire. On peut supposer, pour cet animal comme pour d'autres Distomes, que la larve arrive dans le foie par le canal cholédoque et que, de ce viscère, elle pénètre dans les terminaisons de la veine porte pour remonter le cours de ce système de vaisseaux où rien ne s'oppose à son passage et par lequel elle peut gagner les veines rectales, pour passer de là dans le système veineux de la rate et de la vessie.

La *Bilharzia* prend son complet développement dans tous ces vaisseaux abdominaux et c'est là qu'elle pond ses œufs, mais le torrent circulatoire peut facilement transporter les œufs dans les capillaires de différents organes tels que le foie, le poumon ; ils peuvent aussi s'accumuler dans les petits vaisseaux qui avoisinent le point où ils ont été pondus, aussi en trouve-t-on souvent des amas dans les parois de la vessie et de l'intestin, où ils jouent le rôle de corps étrangers. Etant donné, de plus, que le corps de l'adulte lui-même est tout hérissé d'aiguillons comme celui de la Douve du foie, on conçoit que cet animal, relativement inoffensif dans les gros vaisseaux, puisse être arrêté dans les vaisseaux plus étroits dans lesquels il s'est introduit, sans qu'il lui soit possible de se dégager, d'où une autre cause d'obstruction de ces organes.

On s'explique que ces deux causes d'oblitération des veines (par des amas d'œufs ou par le corps des adultes) puissent déterminer des désordres graves là où elles se produisent : les plus sérieux ont leur siège dans les voies urinaires. Sous l'influence de ces corps étrangers, les parois de la vessie s'enflamment, s'épaississent, et sa cavité peut diminuer considérablement, en même temps que son élasticité; elle s'infiltre d'œufs par suite de la rupture des petits vaisseaux qui la traversent et qui en sont remplis; on voit apparaître aussi des ulcérations étendues qui forment du pus en abondance.

Les ruptures vasculaires ont pour conséquence une hématurie (sang rejeté avec l'urine) fréquente, très caractéristique, et qui entraîne beaucoup d'œufs au dehors. On ne peut confondre ce phénomène pathologique avec ceux que détermine la Filaire du sang, car l'hématurie causée par la *Bilharzia* n'a jamais l'aspect chyleux. L'examen microscopique, d'ailleurs, lèverait tous les doutes, s'il était possible d'en avoir, en montrant les œufs du parasite.

Les mêmes altérations sont produites dans le gros intestin et déterminent une sorte de dysenterie : on trouve alors, dans les excréments, du sang et des œufs de *Bilharzia*.

Signalons encore, parmi les lésions déterminées par
la *Bilharzia*, la production fréquente de calculs vési-
caux dont les œufs de ce parasite sont le point de
départ; on voit quelquefois aussi de graves altérations
des reins, du foie, du poumon, dus à des amas d'œufs
entraînés dans ces organes par le sang, affections
sur lesquelles nous ne pouvons nous étendre; des
accidents inflammatoires se produisent quelquefois:
fièvre, troubles gastro-intestinaux, symptômes rapides
d'anémie en rapport avec la répétition des pertes
sanguines; on voit parfois survenir une véritable
cachexie et la mort, amenée le plus souvent par la
dysenterie, une pneumonie, de l'urémie ou quelque
affection aiguë à forme typhoïde. Ce sont là tous
symptômes qui permettent facilement de distinguer
la maladie produite par la Bilharzia d'avec les troubles
dus à la Filaire du sang. Bien entendu, la gravité de
l'affection dépend surtout du nombre des parasites
qui peut être très variable, et tous les cas sont loin
d'être mortels [1].

PROPHYLAXIE, TRAITEMENT. — La prophylaxie de
l'*hématurie d'Egypte*, tel est le nom que porte souvent
la maladie dont nous avons décrit les symptômes principaux, ne pourra être indiquée efficacement que lorsqu'on saura ce que devient la larve de la *Bilharzia*

---

[1] Il est à remarquer que la *Bilharzia* s'observe surtout chez les
enfants à partir de 3 ans.

quand elle a terminé sa période de vie indépendante dans l'eau. En attendant, il faut se défier des eaux non filtrées avec lesquelles on pourrait avaler soit le jeune parasite lui-même, si son développement est direct, soit, dans le cas contraire, les animaux chez lesquels il se loge; il faut aussi se garder des légumes crus, sur lesquels la larve pourrait être enkystée et des mollusques et crustacés d'eau douce. Tout n'est que conjectures à ce sujet.

On ne possède aucune arme sérieuse contre la *Bilharzia* et, au fond, on en est réduit à traiter uniquement, lorsqu'elle est arrivée dans l'organisme, les symptômes que présente la maladie.

Amphistome de l'Homme (*Amphistoma hominis*).

Les Amphistomes se distinguent des Distomes, en général, en ce que leur ventouse ventrale, au lieu de se trouver en avant ou vers le milieu du corps, est reportée à l'extrémité postérieure. L'Amphistome de l'Homme semble être un type un peu aberrant dans ce genre, en ce sens que les côtés du corps se dilatent et se recourbent, de manière à former une sorte de poche, comme on en voit dans le genre *Gastrodiscus*, qui compte un parasite des Chevaux; dans cette poche se voit une large ventouse.

L'Amphistome de l'Homme (fig. 18) est un ver de couleur rouge, mesurant de 5 à 8 millimètres de long sur 3 ou 4 de large; il a été trouvé à deux reprises,

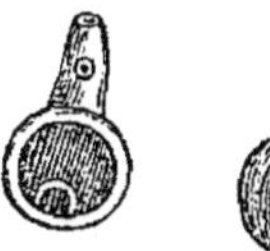

Fig. 18. — *Amphistoma hominis,* vu par la face ventrale et par la face dorsale, d'après Lewis et Mac-Connell, grossi deux fois.

dans l'Inde, en grande quantité dans le cœcum et le colon ascendant; sur cette partie du tube digestif se voyaient de nombreux points rouges semblables à des morsures de sangsue et qui marquaient les points où le parasite s'était attaché.

On ne connaît rien encore de l'histoire de cette espèce.

LES CESTODES

Ces animaux sont bien connus de tout le monde sous le nom de *vers solitaires,* terme impropre puisque, dans aucune espèce, les individus ne se rencontrent nécessairement à l'état isolé.

Nous partagerons les Cestodes en deux groupes, pour la commodité de l'étude que nous devons faire des espèces qui habitent l'Homme, et comme les animaux classés dans ces deux groupes diffèrent entre eux par leur structure comme par leur développement, nous les étudierons sous deux chapitres différents, celui des *Tænias* et celui des *Bothriocephales*.

Ténias.

Les espèces de ce groupe le plus habituellement connues se présentent sous la forme d'un long ruban formé d'articles d'abord fort petits, presque indistincts, et dont les dimensions en longueur, en largeur et en épaisseur augmentent progressivement jusqu'à l'extré-

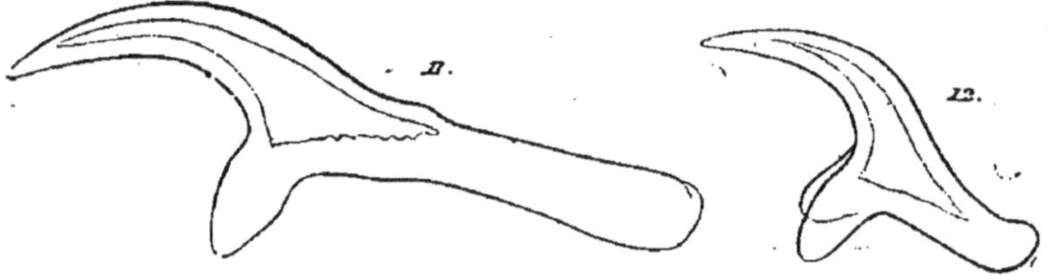

Fig. 19. — A, grand crochet du *T. serrata*; B, petit crochet grossi 245 fois.

mité. L'organe appelé communément la *tête* sert d'appareil de fixation et termine la portion grêle du corps. Cette « tête » porte quatre ventouses situées sur les côtés et elle est terminée par une double couronne de crochets recourbés dont la pointe, qui est libre, est tournée vers la périphérie. Ces crochets (fig. 19) sont mus par des muscles puissants; ils peuvent se dresser pour pénétrer dans les tissus de l'hôte, qu'ils percent grâce à l'action exercée par les ventouses : quand les muscles se relâchent, les crochets retombent en s'engageant latéralement dans les muqueuses. Il se produit ainsi une très forte adhérence du parasite, ce qui explique comment on brise souvent la tête en voulant détacher l'animal.

Les anneaux du Ténia présentent entre eux une telle similitude, qu'on est parti de là pour soutenir l'idée que chacun d'eux représentait une individualité distincte et que l'ensemble correspondait à une colonie; la seule différence, en effet, consiste dans le degré de développement; les derniers anneaux seuls, les plus volumineux, sont mûrs, en ce sens que les embryons qu'ils contiennent sont complètement développés, mais il arrive souvent, en étudiant successivement des anneaux de plus en plus jeunes, que l'on puisse suivre pas à pas le développement de ces embryons jusqu'à l'ovule et même, en se rapprochant de la tête, on peut assister progressivement à la formation des organes.

On connaît donc la structure de l'ensemble en étudiant un seul anneau; c'est cette étude que nous allons faire en peu de mots.

Et d'abord, contrairement à ce qui se passe chez la plupart des parasites, le tube digestif est totalement absent et il n'en reste aucune trace. — Le parasite, plongé au milieu des aliments que la digestion a rendus assimilables, se nourrit donc par imbibition. Tout l'anneau est occupé par un tissu aux mailles serrées dans lequel les organes se sont développés et qui les enveloppe de toutes parts. Ceux-ci sont représentés d'abord par des muscles situés à la périphérie et disposés en deux couches, l'une circulaire, l'autre longitudinale : les muscles assurent les mouvements peu étendus d'ailleurs de l'animal; de chaque côté du corps se trouve le système nerveux, dépourvu de ganglions et étendu comme un long cordon au travers de la colonie : l'état de régression dans lequel se trouvent les éléments qui le forment marque combien son fonctionnement est rudimentaire. A côté de ces troncs nerveux et un peu en dedans, se trouvent un, deux ou un plus grand nombre de canaux étendus également dans toute la colonie et dont l'un, au moins, envoie souvent une branche transversale au vaisseau symétrique. On n'est pas fixé sur le rôle de ces vaisseaux, et certains d'entre eux, au moins, marquent sans doute les vestiges de la cavité du corps.

Tout le reste de l'anneau est occupé par les organes de la reproduction, très développés ici, comme ils le sont toujours chez les parasites. Les deux sexes sont représentés dans chaque anneau, mais on n'en retrouve plus guère de traces dans ceux qui se trouvent à l'extrémité de la chaîne, et qui sont réduits à l'état de véritables sacs bourrés d'embryons. L'appareil mâle se développe le premier, aussi trouve-t-on ses éléments dans les anneaux jeunes, encore dépourvus d'ovules.

Comment se fait l'accouplement? On a dit que

chaque anneau pouvait se féconder lui-même. — Le fait n'a pu être démontré rigoureusement et l'analogie avec ce qui se passe chez les autres animaux hermaphrodites le rend bien peu probable. Au contraire, on a constaté l'accouplement entre les anneaux d'une même chaîne et aussi entre des anneaux appartenant à des individus différents.

Le développement de l'œuf, à la suite de la fécon

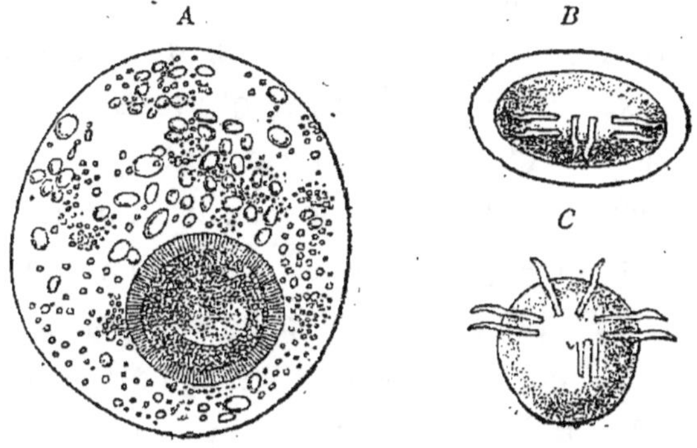

Fig. 20. — *A.* œufs de *Tænia saginata*, grossi 1,050 fois ; *BC,* embryons libres grossis 1,500 fois, d'après Stein.

dation, se fait avec une grande rapidité ; le jeune embryon complètement développé, tel qu'il se présente dans les derniers anneaux, est de forme plus ou moins arrondie, extrêmement petit, puisqu'il ne mesure guère plus d'une trentaine de millièmes de millimètre de diamètre ; il porte à sa partie antérieure six crochets de forme caractéristique, disposés par paires : l'une d'elles est antérieure, les deux autres latérales (fig. 20). Chez certaines espèces, comme les deux principaux Ténias parasites de l'Homme, l'embryon

est entouré d'une coque très résistante formée de bâtonnets serrés les uns contre les autres : chez d'autres espèces,
la coque est remplacée par une mince membrane. En
dehors de cette membrane, immédiatement appliquée
contre l'embryon, on en trouve, suivant les espèces,
une ou deux autres, qui présentent des caractères variés.

Quand le développement des embryons est complètement achevé, les anneaux, par suite de leur disten-
sion extrême, se détachent les uns des autres, laissant
à leurs extrémités de larges solutions de continuité
par où ils se vident en partie de leur contenu ; — il
n'existe pas, en effet, d'orifice pour la ponte chez les
Ténias ordinaires ; — les embryons ainsi tombés dans
l'intestin de l'hôte sont rejetés avec les excréments ;
accidentellement, une série d'anneaux de la partie postérieure de la chaîne se détachent tout d'une pièce et
sont rejetés de la même façon. Si les anneaux ne se
sont pas à peu près complètement vidés avant de
sortir du corps de leur hôte, les mouvements de rep-
tation, auxquels ils se livrent quand ils sont dehors,
font vite expulser ce qui reste d'embryons.

Les embryons de Ténias présentent, selon la structure de leur coque, une résistance bien inégale aux
causes de destruction ; sans insister sur ce sujet et pour
nous en tenir aux deux espèces principales de l'Homme,
il faut reconnaître qu'ils sont très favorisés à ce sujet
et la coque épaisse qui les enveloppe leur permet de
résister très longtemps à la dessiccation.

Qu'en advient-il de ces embryons ? la plupart sont perdus et finissent par se détruire. Il est indispensable, en effet, pour que ces animaux se développent, qu'ils arrivent dans l'estomac d'un animal d'*espèce déterminée*, où leur coque est dissoute et où ils sont ainsi mis en liberté ; ils sont fatalement digérés, s'ils arrivent chez un autre animal.

Prenons, comme exemple, l'un des Ténias les plus communs chez le Chien, le *Tænia serrata* : c'est celui qu'il est le plus facile de se procurer et sur lequel on peut, le plus commodément, faire des expériences ; les embryons rejetés de l'intestin du Chien doivent tomber sur l'herbe pour évoluer : ils sont fatalement perdus quand ils tombent ailleurs, car c'est avec l'herbe seulement qu'ils peuvent arriver dans l'estomac du Lapin ou du Lièvre. C'est chez ces animaux seulement, en effet, que l'embryon peut se développer. Il faut donc le hasard pour que les embryons tombent sur l'herbe et un autre hasard pour que cette herbe sur laquelle ils se trouvent arrive dans l'estomac du Lapin avant qu'ils soient détruits. Ceci montre, pour le dire en passant, combien il est nécessaire que ces parasites soient prolifiques pour que leur espèce ne soit pas détruite, car il existe des conditions aussi précises pour le développement de la plupart des autres espèces.

Arrivée donc dans l'estomac du Lapin avec les aliments, la coque de l'embryon est attaquée par le suc gas-

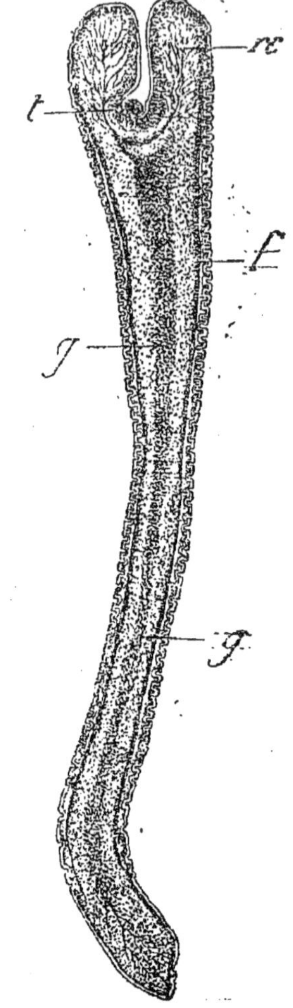

Fig. 21. — *Cysticercus pisiformis*, larve, âgée d'environ un mois, d'après Moniez ; *f*, fibres longitudinales courant à la base des papilles ; *g*, partie centrale, finement grenue, suivant laquelle se fera la déchirure des tissus ; *re, receptaculum capitis*; *t*, bourgeon céphalique.

trique qui seul peut la dissoudre et le jeune animal, mis en liberté, arrive dans l'intestin. Il n'y séjourne pas : grâce aux six crochets dont nous avons parlé, il perfore les villosités intestinales et gagne les vaisseaux sanguins qui s'y trouvent et qu'il sait discerner ; il pénètre à leur intérieur et se laisse emporter dans le système de la veine porte.

On sait que le sang de la veine porte, venant de l'intestin, se rend d'abord dans le foie : l'embryon du Cestode s'arrête dans cet organe, au sein duquel il va subir d'importantes transformations : il augmente énormément de volume, s'allonge proportionnellement beaucoup, et se creuse d'une cavité à son intérieur. En même temps que se passent ces changements et pour ne donner que les principaux traits de la méta-

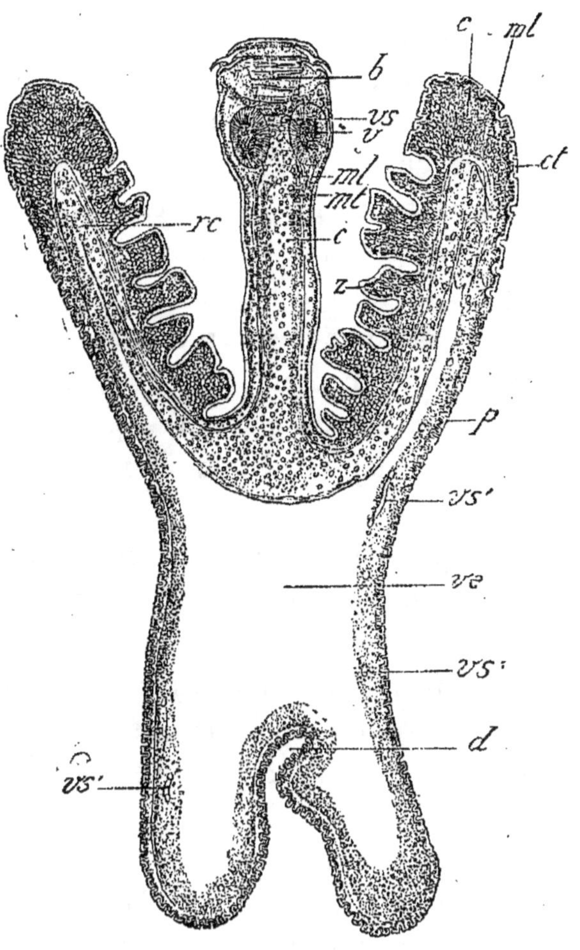

Fig. 22. — Coupe de *Cysticercus pisiformis* complètement développé, d'après Moniez; la tête est dévaginée; *b*, bulbe; *c*, corpuscules calcaires; *ct*, cuticule; *d*, dépression constante à la partie postérieure du corps; *ml*, fibres musculaires longitudinales; *ml*, fibres musculaires transversales; *p*, papilles; *re, receptaculum capitis*; *v*, ventouses; *ve*, vésicule; *vs*, coupe des vaisseaux longitudinaux au moment où ils s'anastomosent; *vs'*, coupe des vaisseaux dans la vésicule; *z*, zone sous-cuticulaire, formée d'éléments en prolifération.

morphose, on voit apparaître, au point du corps
de la larve directement opposé à celui où se trouvaient les six crochets de l'embryon sous sa forme primitive, un épaississement des tissus qui s'organise pour
former la tête du futur Ténia, telle que nous l'avons
décrite plus haut : au fur et à mesure que cette tête
s'organise, elle s'enfonce, comme pour s'y mettre à
l'abri, dans la cavité qui s'est formée dans la larve,
à sa partie postérieure (fig. 21 et 22). Quand ces
phénomènes sont accomplis, l'animal prend le nom
de *cysticerque*, nom donné autrefois, quand on pensait
que les cysticerques étaient des animaux d'espèce
distincte.

Un cysticerque, en somme, est formé d'une grosse
vésicule remplie par un liquide d'aspect aqueux, dans
laquelle s'est abritée la tête de Ténia nouvellement
formée, ou, pour mieux dire, le jeune Ténia — la vésicule représente la partie de l'ancien embryon qui sera
détruite quand le cysticerque arrivera à son tour à
destination.

Toutes ces transformations, dans le cas qui nous
occupe, ne se sont pas faites sur place : au fur et à
mesure qu'il se développait, le parasite quittait le
parenchyme du foie, se dirigeant vers la périphérie,
chassé peut-être par l'élasticité de l'organe. Il reste
quelque temps à la surface du viscère, dans une sorte
de tube sécrété par l'organe lui-même et l'on voit à ce
moment la surface du foie du Lapin comme marbré

par les tubes plus ou moins serrés qui renferment les jeunes parasites. Enfin, le cysticerque se détache du foie et tombe dans la cavité péritonéale. Il se fixe alors contre l'estomac, l'intestin ou les organes génitaux internes et est vite enveloppé d'un kyste résistant que lui forme l'organisme de son hôte. Le cysticerque du Lapin, complètement développé, est d'ordinaire arrondi. et son volume est celui d'un pois de moyenne grosseur.

Les cysticerques sont extrêmement fréquents chez les Lapins domestiques.

Il n'est pas besoin d'insister maintenant pour que l'on se rende compte de la manière dont les cysticerques arrivent au Chien : les entrailles du Lapin, impropres à l'alimentation, sont jetées sur les fumiers et elles ont grand'chance d'être dévorées par les Chiens qui introduisent en même temps les cysticerques dans leur estomac. La vésicule de ces larves est digérée, de même que les rudiments d'anneaux qui se sont développés, et la tête seule persiste : elle s'attache solidement dans la muqueuse intestinale et, en moins de deux mois, le jeune Ténia a pris les caractères de l'animal parfait dont la longueur peut atteindre 1 m. 70[1].

---

[1] C'est un fait bien remarquable que cette destruction, dans l'hôte définitif, des rudiments d'anneaux formés derrière la tête pendant le stade cysticerque. Le phénomène est encore plus marqué pour le *Cysticercus fasciolaris,* assez commun dans le foie des Rats et des Souris : ce cysticerque développe non plus quelques anneaux rudimentaires, mais

Appliquons maintenant aux Ténias parasites de l'Homme les données que nous venons d'acquérir sur celui du Chien, et passons successivement en revue ceux que l'on a signalés dans notre espèce, en en distinguant soigneusement l'espèce qu'on n'y connaît jusqu'ici qu'à l'état larvaire, ce sont :

Tænia saginata.
    »   *solium.*
    »   *cucumerina.*
    »   *nana*   parasites à l'état parfait.
    »   *flavo-punctata.*
    »   *madagascariensis.*
Tænia solium.   parasites à l'état larvaire.
    »   *echinococcus.*

Ténia inerme (Tænia saginata).

Des deux espèces ordinaires de Ténias de l'Homme le *T. inerme* est celle qui a les plus grandes dimensions ; il peut mesurer, dit-on, de 7 à 8 mètres de long ; bien que très voisin du *T. solium* par sa struc-

une série très nombreuse d'anneaux, pouvant former une longueur totale de 6 centimètres ou plus. Aussitôt l'ingestion par le Chat, le corps du *Cysticercus fasciolaris* avec sa vésicule est entièrement digéré et il ne persiste que la tête et le cou, cette dernière partie étant en voie active de prolifération. Ce fait curieux est à comparer avec ce qui se passe chez les Ligules, cestodes qui acquièrent tout leur développement, aux organes sexuels près, chez leur premier hôte : en peu de jours elles acquièrent la maturité sexuelle sans aucune destruction de leurs tissus ; quelque chose d'analogue se voit pour la larve du Bothrocéphale d'après les observations rapportées par Braun.

ture, il en diffère, entre autres caractères, par l'absence
des couronnes de crochets de la tête, ce à quoi il a
dû son nom (fig. 23). On ne peut non plus le confondre avec son congénère, quand on examine les

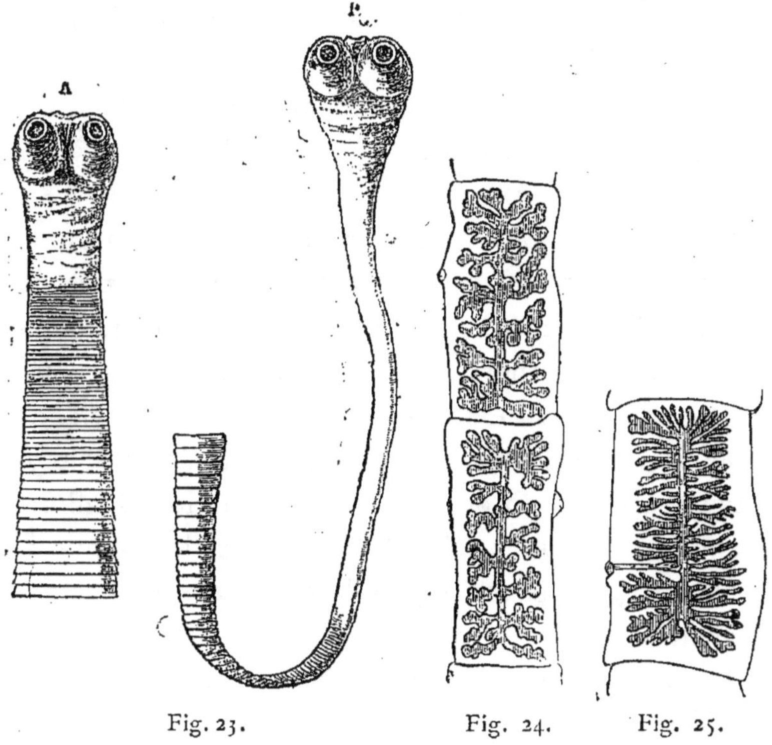

Fig. 23.   Fig. 24.   Fig. 25.

Fig. 23. — Extrémité céphalique de *Tænia saginata*, grossie 8 fois,
d'après Leuckart. — A, à l'état de rétraction ; B, à l'état d'extension.
— Fig. 24. — Anneau du *Tænia solium*, d'après Leuckart. —
Fig. 25. — Anneau du *Tænia saginata*, d'après Leuckart.

ramifications de l'utérus sur les anneaux mûrs : ces
ramifications, qui sont très apparentes, sont ici beaucoup plus nombreuses et plus serrées que chez le

T. solium (25 ou 30 branches latérales au lieu de 6 à 13) (fig. 24 et 25); les anneaux sont aussi beaucoup plus longs, plus larges, plus épais.

Le Ténia inerme est absolument cosmopolite; il est actuellement beaucoup plus commun chez l'Homme que le *T. solium*, contrairement à ce qui passait autrefois et même, dans certains pays, on ne rencontre, plus guère que celui-là, tandis que le *T. solium* devient presque une rareté.

C'est par l'intermédiaire du Bœuf que l'Homme contracte ce parasite et c'est parce que la viande de cet animal est entrée de plus en plus dans l'alimentation que la fréquence du parasite a tant augmenté. L'usage de la viande saignante et surtout de la viande crue, si souvent prescrite, et à juste titre, par les praticiens, est le point de départ de l'infestation. Le Bœuf prend les embryons avec l'herbe des prairies, fréquemment arrosée avec les engrais humains et ils se transforment chez lui en cysticerques.

Le cysticerque du Bœuf a les caractères généraux du cysticerque du *T. serrata* du Chien; on le distinguera toujours du cysticerque du *T. solium* par sa petitesse et par l'absence des crochets de la tête; fait important, jamais ce cysticerque n'a été trouvé chez l'Homme. Il est d'ailleurs peu connu en dehors du Bœuf : on l'aurait cependant trouvé chez la Girafe et chez le Mouton en Afrique.

On pourrait s'étonner de ce que, beaucoup de personnes s'exposant *tous les jours* à gagner le *T. inerme* par l'usage de la viande crue ou insuffisamment cuite, cette espèce ne soit pas encore plus commune qu'elle ne l'est en réalité. C'est que les cas dans lesquels on a rencontré le cysticerque du Bœuf, en Europe du moins, sont très rares. On a voulu conclure de ce fait, rapproché de quelques autres, aussi mal interprétés, que le parasite pouvait prendre sa forme parfaite sans passer par la phase cysticerque et que la viande du Bœuf n'en était pas le véhicule nécessaire : c'est là une erreur basée sur une fausse intelligence des faits. La rareté du cysticerque, loin de prouver qu'il n'est pas nécessaire, explique, je le répète, pourquoi l'animal parfait dans l'évolution du Ténia n'est pas beaucoup plus fréquent qu'il ne l'est et il est illogique de conclure qu'il n'existe pas nécessairement parce qu'on ne l'aurait trouvé qu'exceptionnellement en Europe. Si les vétérinaires ne l'ont pas trouvé dans les abattoirs, il faut bien dire que l'examen qu'ils peuvent faire des viandes y est tout à fait illusoire ; autant il serait facile, en effet de trouver le parasite sur un Bœuf vraiment ladre, c'est-à-dire farci de cysticerques, autant il est difficile que la recherche soit fructueuse quand ces larves sont en très petit nombre, et rien ne garantit qu'il ne s'en trouve parfois quelques-unes au milieu des quartiers de viande qui sortent des abattoirs : or, c'est précisément par celles-là que le consommateur s'infeste.

Ajoutons, d'ailleurs, qu'il faut ici distinguer : si le

cysticerque du *T. inerme* a été rarement rencontré en Europe, on l'a trouvé du moins à Berne, à Zurich, à Francfort, à Stuttgard, à Berlin, en Hongrie, en Alsace (d'après M. Railliet), à Pétersbourg et l'on vient de le signaler (1888) à Stockholm dans un bœuf provenant de l'île de Gottland. Il est des pays, au contraire, où ce cysticerque est très fréquent et très abondant chez ses hôtes (Algérie, Tunisie, Abyssinie, Inde, etc.). — Cette fréquence est en relation avec le mode d'élevage des bestiaux, beaucoup mieux soignés en Europe et qui ont moins souvent occasion de se souiller avec les déjections humaines [1]. Il y a donc lieu de s'étonner de ce que l'on ait pu dire que le cysticerque en question ne se développait que dans des circonstances expérimentales.

PATHOLOGIE. — Les symptômes déterminés par la présence du *T. saginata* dans le tube digestif ne sont pas particuliers à ce parasite : on les observe également avec les autres espèces de Cestodes quand elles sont de grande taille et avec les petites espèces quand les individus sont réunis en grand nombre; nous n'aurons donc plus à revenir sur ce sujet, quand nous en aurons

---

[1] Une autre cause contribue à rendre plus rare le cysticerque du Tænia inerme dans les pays où, normalement, il ne peut être très commun : il est démontré que ce cysticerque offre une résistance bien moins grande à l'encroûtement, et par conséquent à la désorganisation, que celui du *Tænia solium*, dont on connaît la longue durée : sa vie en effet ne se prolonge pas au delà de quelques mois. Les cysticerques se détruisent au cours de l'engraissement, alors que le Bœuf, par son genre d'alimentation, est soustrait à de nouvelles causes d'infestation ; on a donc beaucoup de chance de ne pas les retrouver à l'abattoir.

esquissé les traits principaux à l'occasion du *T. sagi-nata*.

Le peu d'uniformité des troubles dus aux Cestodes chez les divers individus et les différences considé-rables dans l'intensité des phénomènes sont cause que certains médecins exagèrent l'influence de ces animaux sur l'organisme, tandis que d'autres, et bien à tort, la contestent absolument. Quoi qu'il en soit de ces exagérations, il est hors de doute que la présence des Cestodes peut être la cause de deux ordres de troubles, les uns purement locaux, les autres d'origine ner-veuse.

Les phénomènes locaux consistent en sensations douloureuses variées dans l'estomac et dans le tube in-testinal, sensations qui se produisent en général vers l'heure des repas, pour disparaître de nouveau ensuite : tout peut se borner là, et ce sont les symptômes les plus habituels.

Il n'est pas rare d'observer soit un appétit exagéré, soit une inappétence absolue; il peut y avoir des vo-missements, de la diarrhée, de la constipation alter-nant ou non et si certaines personnes conservent toutes les apparences de la santé, d'autres en arrivent à une extrême anémie.

Les symptômes de cause nerveuse, quelquefois nuls, peuvent, dans d'autres cas, être très accentués : on peut observer des vertiges, des bourdonnements d'o-reille, des troubles de la vue qui peuvent aller jusqu'à la cécité momentanée ; il est maintenant indiscutable que la présence des Cestodes détermine parfois des accidents choréiques ou épileptiformes, des phénomènes qui rappellent les manifestations les plus variées de l'hystérie, etc. Dans ces cas, les accidents disparaissent aussitôt l'expulsion des vers.

Il faut ranger parmi les symptômes de cause nerveuse le fait de la démangeaison au nez ou autour de la bouche et à l'anus, qui s'observe si fréquemment. Le prurit à l'anus manque, dit-on, dans les cas où le parasite est un Botriocéphale (?).

L'examen des selles fait bien vite découvrir les anneaux du parasite, s'il existe, et permet de fixer ainsi le diagnostic.

Disons pour terminer que l'on n'est pas fixé sur la durée de la vie des Cestodes de l'Homme ; il est certain qu'elle est très longue et de nombreuses observations de médecins tendraient à faire admettre que ces animaux peuvent vivre de 10 à 15 ans.

TRAITEMENT. — Les substances employées contre le Ténia sont très nombreuses : « elles sont d'autant « meilleures et plus actives qu'elles agissent sur le ver « et sur l'intestin, en d'autres termes, qu'elles sont « anthelminthiques et purgatives. Les recherches cli« niques m'ont fait voir, dit Davaine, que le Ténia, s'il « n'est pas suffisamment engourdi par l'anthelmin« thique, s'il a encore la force de se fixer par ses ven-

« touses, se rompt plutôt que de lâcher prise et la chaîne
« d'anneaux se reforme ; le malade au bout de peu de
» temps voit réapparaître les mêmes symptômes.....
« Il faut donc pour réussir dans l'expulsion d'un Té-
« nia l'engourdir de manière à l'empêcher de se fixer
« trop fortement aux parois de l'intestin et puis, quand
«,il est affaibli, le faire sortir du tube digestif..... »
Le remède doit répondre à ces deux indications, et l'ingestion du médicament qui engourdit le Ténia doit
être suivie, à une demi-heure d'intervalle, de celle d'un
purgatif. Il est bon, la veille, de mettre le malade au
régime lacté.

Une des substances qui a le plus d'effet contre les
Ténias et contre les Bothriocéphales est l'écorce de la
tige ou la racine du Grenadier, que l'on peut remplacer
par le *sulfate de pelletiérine* extrait de cette plante. Citons
encore la graine de Courges dont l'effet n'est pas douteux, la racine de fougère mâle et son extrait éthéré,
qui sont deux excellents ténicides, etc. Le kousso
(*Brayera anthelmintica*) qui a été fort vanté et fort employé est aujourd'hui presque délaissé.

Le Ténia armé (*T. solium*).

Le Ténia armé est ainsi appelé de la double couronne de crochets qu'il porte sur la tête, en opposition
avec l'espèce que nous venons d'étudier.

Le *Tænia solium* est sensiblement plus court que le

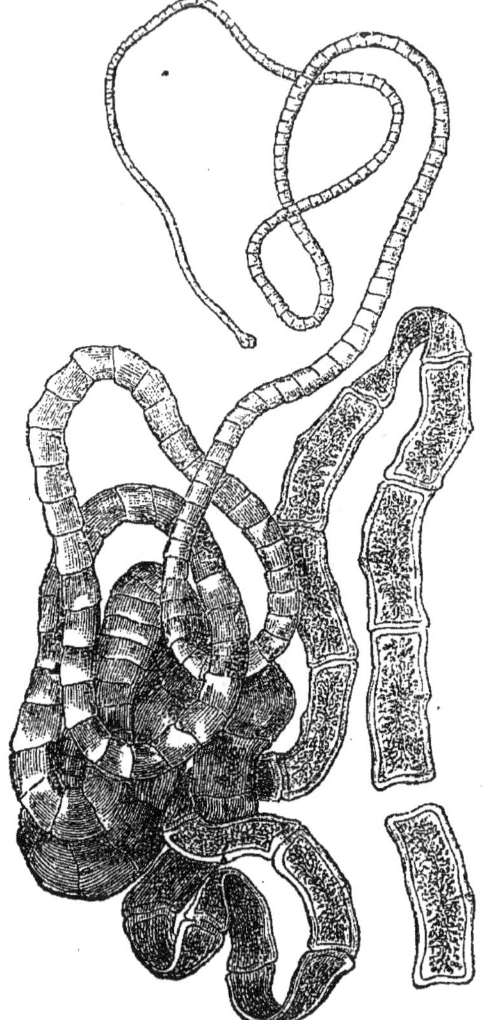

Fig. 26. — *Tænia solium.*

Tænia saginata, ses anneaux sont moins larges,
moins épais, sa tête est fine au lieu d'être volumi-

neuse comme celle de son congénère et elle porte
rarement le pigment qui est souvent si apparent sur la
tête du Ténia inerme; une autre différence qui ne
permet pas d'hésiter un instant sur la distinction des
deux espèces est tirée des ramifications utérines :
comme nous l'avons dit plus haut, le *Tænia saginata* a
sur l'utérus 25 ou 30 branches latérales, tandis que le
T. solium n'en présente que de 6 à 13.

C'est celui des deux Ténias observés habituellement chez l'Homme qui est le plus anciennement
connu; il était autrefois beaucoup plus commun qu'il
ne l'est aujourd'hui et nous en expliquerons tout
à l'heure la raison.

C'est par l'intermédiaire du Cochon que ce Ténia
vient à l'Homme et le cysticerque des muscles du
Mouton, observé par plusieurs auteurs et rapporté
quelquefois au *T. solium*, appartiendrait au *T. marginata* du Chien, d'après M. J. Chatin. On sait que Cobbold considérait ce cysticerque comme d'une espèce
particulière et le rapportait à une forme grêle du
Tænia solium qu'il appelait *T. tenella*.

Supposons un homme porteur d'un Ténia armé; il
rejettera avec ses excréments les embryons du parasite
et ceux-ci, à la campagne, par exemple, pourront tomber sur un fumier ou en tout autre endroit dans lequel
errent les Cochons : les habitudes repoussantes de ces
animaux expliquent comment ils pourront ingérer ces
embryons ou les anneaux entiers de Ténia tombés

avec les déjections. La coque qui les protège sera
alors dissoute dans l'estomac et les jeunes animaux
mis en liberté ; or, ce que nous avons décrit pour
le Ténia ordinaire du Chien se reproduit ici : les
embryons sont emportés dans le foie que la plupart d'entre eux ne font que traverser et, grâce à l'appareil circulatoire, ils pourront aller échouer dans tous
les points du corps. Là où chacun d'eux s'arrête se

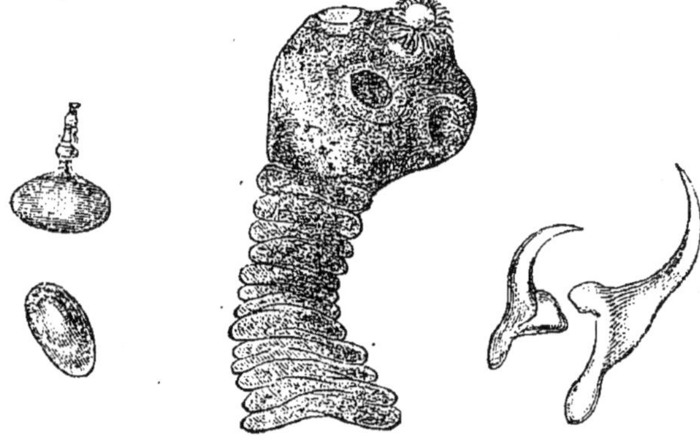

Fig. 27. — *Cysticercus cellulosæ* : A gauche, de grandeur naturelle ; en
bas, intact ; en haut, avec la tête et le cou invaginés ; au milieu, tête et
cou très grossis ; à droite, deux crochets, un de chaque rangée, très
grossis.

forme un kyste dans lequel l'embryon se transforme
en un cysticerque très analogue à celui du Lapin
(fig. 27). On rencontre ce cysticerque dans le tissu
cellulaire, au milieu de la graisse et surtout au milieu
des fibres musculaires, principalement dans les muscles intercostaux et les muscles voisins, ainsi que dans
le frein de la langue (fig. 28).

Cette invasion détermine chez le Cochon la maladie appelée *ladrerie*; il est fort aisé de reconnaître cette affection quand les cysticerques sont très abondants; elle échappe absolument, au contraire, quand ils sont peu nombreux. Si l'Homme vient à se nourrir

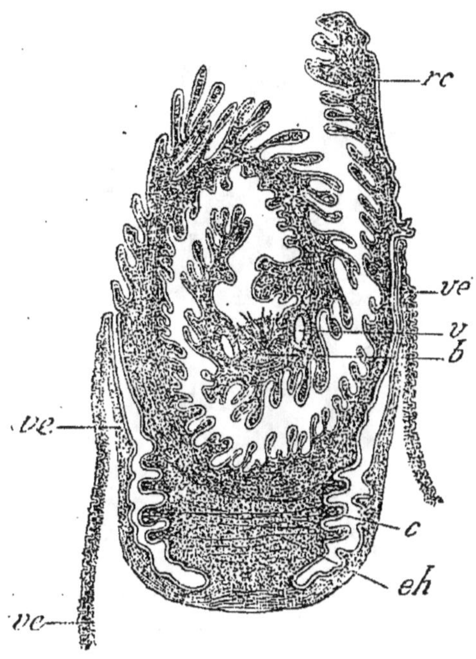

Fig. 28. — Coupe du *cysticercus cellulosæ*, d'après Moniez, *eh*, tissus appartenant à l'embryon hexacanthe; *b*, bulbe; *c*, corpuscules calcaires; *re*, receptaculum capitis; *ve*, vésicule.

de la viande du Cochon ladre, il s'expose à s'infester avec les cysticerques qu'elle contient et à gagner le Ténia armé, à moins, bien entendu, que la viande ne soit parfaitement cuite (fig. 29).

Il est bon d'insister sur la cuisson de la viande de

porc : il faut que la chair soit devenue blanche pour que l'on ait garantie de la mort du cysticerque ; une viande rôtie, si cuite qu'elle soit à la périphérie, peut n'être qu'échaudée au centre et contenir des cysticerques encore vivants; il en est de même pour les viandes que l'on fait bouillir, si les parties centrales

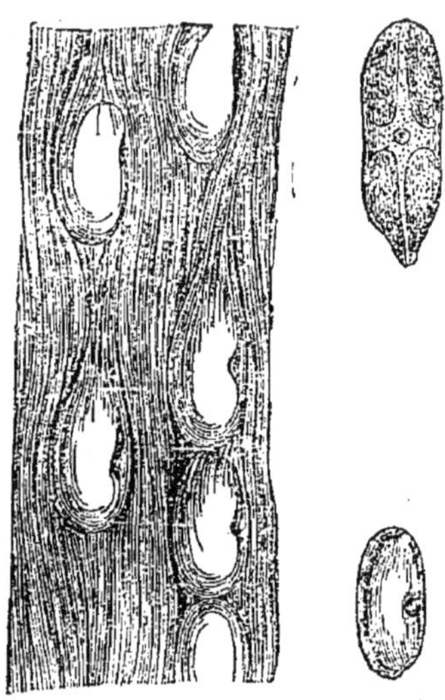

Fig. 29. — Ladrerie du Porc. A droite on voit deux cysticerques isolés de leur kyste adventif.

n'ont pas atteint au moins 70°. A plus forte raison l'on conçoit que si la viande de porc n'a pas été cuite, mais simplement fumée ou salée, elle puisse être une cause d'infection redoutable.

Le cysticerque du Cochon, introduit dans l'organisme humain, ne tarde pas à s'y développer; en un ou deux mois le Ténia auquel il a donné naissance a atteint toute sa taille; il émet ses embryons et le cycle que nous venons de décrire recommence.

Le *Tænia solium*, avons-nous dit plus haut, est devenu maintenant beaucoup plus rare que le *T. saginata*, son congénère; cela est dû évidemment aux changements qui sont survenus dans les habitudes culinaires, pour ce qui concerne la cuisson de la viande de porc, et à la consommation plus grande de la viande de bœuf, remplaçant le Cochon dans beaucoup de cas, et se répandant de plus en plus dans les campagnes. On a publié différentes statistiques à cet égard et je ne les rappellerai pas, je me contenterai d'en ajouter une à celles qui existent déjà, elle m'est communiquée par un praticien des environs de Valenciennes : sur 500 Ténias expulsés par ses soins pendant neuf ans, il a rencontré seulement 9 *Tænia solium*.

LADRERIE DE L'HOMME. — Ce n'est pas seulement dans sa forme parfaite que le *Tænia solium* peut vivre chez l'Homme, il peut s'y rencontrer également sous la forme larvaire et c'est même à cet état qu'il est le plus à redouter; en d'autres termes, l'Homme peut devenir ladre, comme le Cochon, et les cas observés sont loin d'être absolument rares. Etant donnée la gravité des accidents que le cysticerque peut déterminer dans notre organisme, il est d'un grand intérêt de rechercher comment il y peut pénétrer. Il nous paraît qu'il y a deux explications à donner à ce sujet.

La condition *sine qua non* du développement de l'embryon est qu'il arrive dans l'estomac où seulement sa coque peut être dissoute ; à la vérité, les cas doivent être rares dans lesquels un homme avale un ou plusieurs anneaux de Ténias, introduisant par conséquent ainsi une multitude de ces embryons dans son organisme ; aussi est-ce plutôt d'une autre manière que se fait l'infection : par régurgitation dans l'estomac des matières contenues dans l'intestin grêle, — tout le monde sait, par exemple, que la bile peut facilement remonter dans l'estomac, il n'est pas douteux qu'il en puisse être de même pour d'autres matières contenues dans le duodénum, avec lesquelles les *embryons* qui peuvent se trouver en ce point du tube digestif seront facilement entraînés. — D'autre part, le Ténia n'est pas toujours étendu dans l'intestin, de telle façon que les anneaux mûrs de son extrémité soient aussi loin que possible de l'estomac ; il est fréquent que l'animal se contracte, se dispose en boule [1], mette ses anneaux mûrs, en d'autres termes, aussi près que possible de l'estomac ; dans ce cas, les anneaux détachés et les embryons tombés des anneaux *entiers* peuvent parfai-

---

[1] C'est dans ces cas que l'on voit les anneaux accouplés entre eux et que, dans un autre ordre d'idées, se produisent des troubles accentués soit locaux, soit réflexes.

tement entrer dans l'estomac [1] par le mécanisme que nous venons de dire, y être soumis à l'action du suc gastrique et se comporter exactement comme ils le feraient dans l'estomac du Cochon : les embryons devenus libres et emportés par le torrent circulatoire vont échouer dans les muscles, dans le cerveau, l'œil, etc. — il semble même qu'ils aient une préférence pour les deux derniers organes que nous avons nommés, et on en trouve souvent en ces points quand il n'en existe pas dans les autres parties du corps.

Une seconde explication qui semble surtout applicable aux cas dans lesquels il ne se développe qu'un petit nombre de cysticerques est la suivante : il est fréquent d'arroser les légumes avec l'engrais humain : les embryons du *T. solium* peuvent arriver ainsi sur les salades et autres légumes que l'on mange sans les faire cuire ; à la vérité ces légumes sont lavés, mais cette précaution est illusoire quand il s'agit d'êtres aussi petits que les embryons de Ténias, si facilement retenus dans les plis des feuilles, les cassures, etc. Il n'est pas douteux que ce ne soit là un mode fréquent d'infestation [2].

---

[1] On possède même plusieurs observations de malades qui ont rendu des Ténias entiers par la bouche.

[2] Il importe d'attirer l'attention sur la ladrerie de l'Homme au point de vue zoologique : nous constatons ici que le *T. solium* peut vivre chez un même hôte, aussi bien à l'état larvaire qu'à l'état parfait, contrairement à la règle générale qui veut que ces deux états, pour les parasites, se passent chez des hôtes différents. Nous verrons qu'il ne s'agit pas là, cependant, d'un fait isolé et que quelques espèces

PATHOLOGIE. — Les troubles locaux ou réflexes déterminés par le *T. solium* sont exactement ceux que nous avons décrits pour le *T. saginata*; mais il n'en est pas moins vrai que cette espèce est beaucoup plus dangereuse que le *T. inerme*, par le fait que sa présence peut déterminer, suivant le mécanisme exposé plus haut, l'apparition de cysticerques dans l'organisme, ce qui n'arrive jamais pour le *T. saginata*. Il importe donc, une fois sa présence reconnue, de se débarrasser au plus vite de ce parasite; on s'expose à contracter la ladrerie en agissant autrement. L'inspection des anneaux rendus par le malade fixe vite le médecin sur l'espèce à laquelle il a affaire : nous avons donné plus haut les caractères qui permettent de distinguer les deux espèces d'après ces fragments.

Le Ténia échinocoque (*Tænia echinococcus*).

Cette espèce, de grand intérêt au point de vue pathologique, vit à l'état parfait chez le Chien et quelques autres carnassiers : on peut en rencontrer des milliers d'individus à la fois dans l'intestin de cet

dont nous parlerons plus loin, comme le *T. murina* ou comme la Trichine, présentent des phénomènes analogues. Le cysticerque du *T. solium* présente d'ailleurs une faculté spéciale d'adaptation; car, de même que la Trichine, quoique à un degré moindre, on l'a trouvé chez des animaux très différents les uns des autres : divers Singes, Chat, Chien, Ours brun, Sanglier, Rat noir, Chevreuil.

animal. C’est le plus petit des Ténias connus; il ne
mesure pas plus de 3 à 5 millimètres de longueur et
n’est formé que de 3 à 4 anneaux seulement (fig. 30) :
les segments se détachent aussitôt qu’ils sont mûrs, ce
qui explique cette particularité. La
coque qui protège les embryons est
heureusement assez peu résistante, ce
qui restreint la multiplication de l’espèce.

En règle générale, l’évolution des
embryons du Ténia échinocoque se
fait de la façon suivante : rejetés par le
Chien, ils sont avalés avec l’herbe
sur laquelle ils sont tombés, par les
Ruminants, dans les viscères desquels
ils vont subir leur première modification. La coque de l’embryon une
fois dissoute, le petit animal mis en
liberté s’engage dans l’appareil circulatoire et est emporté en un point

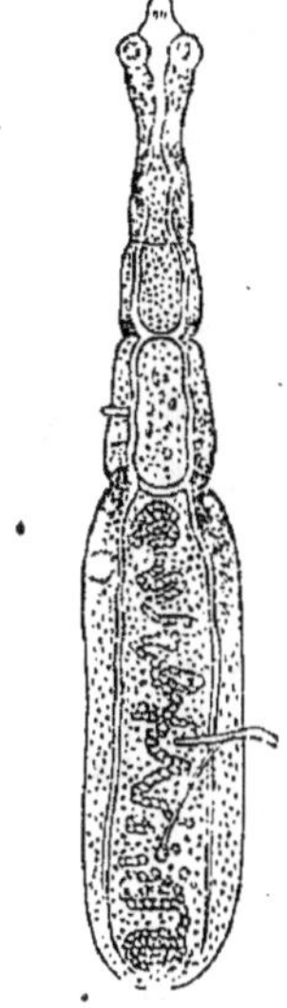

Fig. 30. — *Tænia
echinococcus,* grossi
12 fois, d’après
Leuckart.

quelconque de l’organisme de son hôte, dans le poumon par exemple.

Des phénomènes tout différents de ceux que nous
avons décrits à propos du cysticerque du Lapin se
passent dans cet embryon, aussitôt qu’il a gagné le
point où il doit se développer : il commence par augmenter de volume, se creuse d’une cavité centrale
qui s’agrandit au fur et à mesure que l’embryon

grossit lui-même ; celui-ci, pour lequel nous emploierons maintenant le nom d'*hydatide* par suite de la
nature des modifications qu'il présente [1], se montre
sous l'aspect d'une sphère creuse ; les
parois de cette sphère sont peu épaisses
relativement au diamètre de l'hydatide,
mais très épaisses si on les compare à
celles des cysticerques ou des cœnures ;
elles sont formées de deux ordres de tissus : la couche périphérique est de nature
cuticulaire et son épaisseur ira toujours
en augmentant progressivement, aux dépens de la couche interne à laquelle on
donne le nom de *membrane germinale*.
La membrane germinale est un tissu
d'aspect conjonctif, en voie d'active proli-

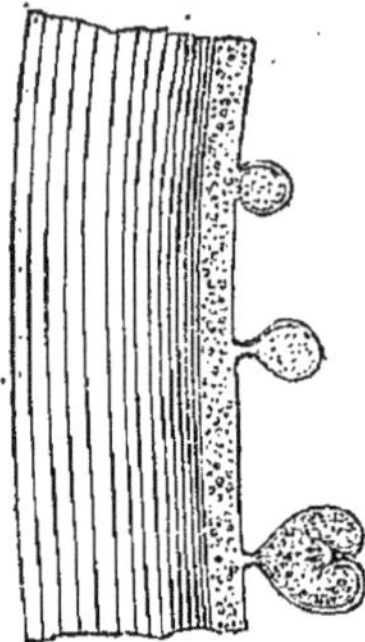

Fig. 31. — Coupe d'Echinocoque montrant, de haut en bas, le développement supposé de la tête.

fération : c'est elle qui donne naissance aux très nombreuses têtes de Ténias (fig. 31), ou, en termes plus
précis, à tous les jeunes Ténias qui se trouvent dans
l'hydatide. Ceux-ci se forment de la manière suivante :

[1] La similitude des noms employés engendre souvent la confusion à
propos de cette espèce chez les personnes qui ne sont pas accoutumées à
notre genre d'études, aussi croyons-nous utile d'attirer l'attention du lecteur sur ce point. Il y a, pour le Ténia échinocoque, comme pour les
autres espèces, un état parfait, *Tænia echinococcus* (Ténia échinocoque), et
une forme larvaire qui porte un très grand nombre de têtes de Ténia, à laquelle on donne très habituellement le nom simple de *Echinocoque* ; il faut
se garder de confondre les deux appellations lorsqu'on lit ce qui a trait à
cette espèce, et, pour être plus clair, nous emploierons, pour la forme larvaire, le nom de *hydatide* qui lui fut donné d'abord quand on en mécon-
naissait la nature.

on voit apparaître, en des points très rapprochés les uns des autres, par toute la surface de la membrane germinale, des protubérances arrondies que nous appellerons des *vésicules proligères*; les vésicules proligères se pincent à leur base et finissent par n'être plus rattachées à la membrane germinale que par une sorte de pédicule : en même temps, il se forme à leur intérieur une cavité qui grandit rapidement. La vésicule proligère, appendue à la membrane germinale, forme ainsi une sorte d'hydatide secondaire contenue dans la première et composée des mêmes tissus, à la différence que sa périphérie ne présente pas les couches élastiques qui caractérisent l'hydatide-mère. Bientôt une série de têtes, de jeunes Ténias, pour parler plus exactement, se forment à l'intérieur de la vésicule proligère, de la même manière que se forme la tête d'un cysticerque; toutes sont tournées vers le centre.——Des milliers de jeunes Ténias peuvent ainsi se former à l'intérieur d'une seule hydatide-mère, chacun d'eux pouvant, dans des circonstances favorables, former un animal parfait.

L'hydatide peut encore se multiplier par un autre procédé — bien qu'il s'agisse toujours de reproduction asexuée, de propagation par bourgeonnement. — Dans ce cas, des vésicules apparaissent dans l'épaisseur de la membrane élastique qui forme la partie périphérique de l'hydatide [1] et ces vésicules, que l'on

---

[1] Nous avons montré, dans un autre travail, que la cuticule est homologue de la membrane germinale.

appelle *vésicules secondaires*, pour les distinguer des vésicules proligères, ont cette fois exactement les mêmes caractères que l'hydatide-mère : cuticule à l'extérieur, membrane germinale à l'intérieur. En conséquence du volume qu'elles acquièrent, les vésicules secondaires rompent les membranes élastiques au sein desquelles elles se sont formées : elles tombent à l'in-

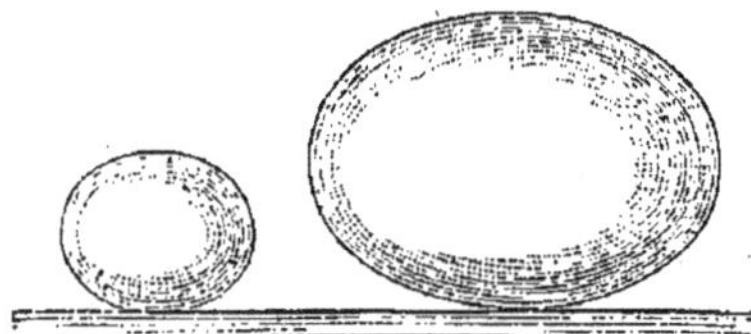

Fig. 32. — Hydatides.

térieur de l'hydatide-mère, ou bien elles sont chassées à l'extérieur, en dehors de celle-ci. Il peut se former par ce procédé, et selon les cas, un grand nombre de vésicules secondaires, qui restent au voisinage de l'hydatide-mère ou peuvent arriver à remplir celle-ci. De très nombreuses têtes se forment à l'intérieur des vésicules secondaires, tout comme il s'en formait dans les vésicules proligères[1].

La forme extérieure des hydatides dépend de l'or-

---

[1] Une différence radicale semble séparer la forme larvaire du Ténia échinocoque, telle que nous venons de la décrire, d'avec celle des autres Cestodes, qui ont comme larve un cysticerque ou même un cœnure, — le cœnure n'étant, en somme, qu'un cysticerque à plusieurs têtes. — On n'a pas cherché, jusqu'ici, à donner l'explication d'une telle différence entre des formes voisines. L'hydatide nous paraît correspondre à un phénomène de condensation embryogénique, par lequel l'embryon

gane dans lequel elles se sont développées : elles sont régulièrement arrondies quand elles vivent à la périphérie du foie, par exemple (fig. 32), ou bien leur forme est très irrégulière comme lorsqu'elles sont dans le poumon : dans ce viscère la résistance des bronches les force à s'allonger et à devenir très irrégulières. Quelle que soit leur forme, leur structure ne subit pas de modification.

En certains cas, cependant, une modification importante se produit par laquelle l'hydatide reste stérile, c'est-à-dire ne forme pas de têtes : c'est à ces sortes de monstruosités qu'on avait donné le nom de *acéphalocystes*, qui exprime bien cette particularité (fig. 33); les acéphalocystes ne sont pas particulières à l'Homme, comme on l'avait cru tout d'abord, mais on les rencontre aussi chez les animaux.

Disons encore que le volume de l'hydatide est extrêmement variable, oscillant entre celui d'un grain de chénevis et les dimensions du poing et plus. On peut admettre que la dimension moyenne, chez les animaux, est celle d'une noix. Les hydatides peuvent, chez l'Homme, se développer dans tous les points du corps, mais on les trouve dans le foie beaucoup plus souvent qu'ailleurs; on peut faire une observation ana-

devient sur place, non pas une simple larve, mais acquiert une valeur comparable à celle de la *rédie* ou *sporocyste* d'un Trématode : il se reproduit par voie asexuée, ce qui explique l'orientation de ses descendants, lesquels sont disposés à l'intérieur et non à l'extérieur de la vésicule, contrairement à ce qui se passe pour les cœnures et cysticerques.

logue chez les animaux, mais il semble que, chez ceux-ci, le poumon soit leur siège de prédilection. On peut les trouver en nombre très variable[1].

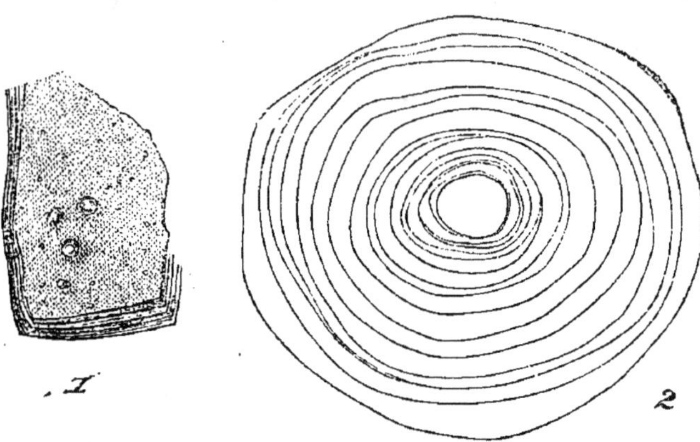

Fig. 33. — Hydatide de l'homme. — 1, fragment de grandeur naturelle; la tranche montre les feuillets dont le tissu se compose, à la surface externe existent des bourgeons hydatiques, à divers degrés de développement (acéphalocyste oxygène de Kühn). — 2, un des bourgeons comprimé et grossi 40 fois; il est ormé, comme l'hydatide souche, de feuillets stratifiés, la membrane germinale ne s'est point encore développée dans la cavité centrale. Il n'y a pas trace d'échinocoque (Davaine).

Toutes ces données anatomiques et biologiques étant posées et avant d'en faire l'application à l'Homme, il importe que nous nous rendions exactement compte de la façon dont les très nombreuses larves de Ténia renfermées dans les hydatides arrivent à former des

[1] Il faut noter à ce propos que les Echinocoques sont généralement plus nombreux chez les animaux que chez l'Homme : chez ce dernier, les organes contiennent rarement plus de 2 ou 3 kystes hydatiques, tandis que le foie ou le poumon des Ruminants peuvent en contenir des centaines.

animaux sexués : examinons donc d'abord le mode de migration habituel.

C'est principalement sur le foie et dans les poumons des Bœufs et des Moutons, avons-nous dit, que l'on observe les hydatides. La plupart du temps, on en trouve plusieurs sur le même organe, et même parfois elles existent en grand nombre. Dans ces derniers cas, le viscère perd sa valeur marchande et est rejeté par les marchands. Or, qu'il s'agisse des boucheries de la campagne ou des abattoirs des villes, les chiens des bouchers ou des fermiers, à la portée desquels ces débris sont jetés, ne se font pas faute de les avaler, et c'est ainsi qu'ils s'infestent. Les Ténias échinocoques peuvent se développer par milliers, avons-nous dit, chez un même chien; au bout de peu de temps, les Ténias ayant acquis tout leur développement, les embryons sont rejetés en quantité avec les excréments; il finit par en tomber quelque jour sur les aliments des Bœufs et des Moutons de la ferme, grâce à quoi ceux-ci contractent l'affection hydatique.

Il ne faudrait pas croire, maintenant, que les Chiens seulement qui circulent dans les abattoirs ou autour des boucheries peuvent prendre le Ténia échinocoque : étant donné, comme on va le voir, l'intérêt de la question pour l'Homme, il importe d'insister sur ce fait qu'une hydatide peut être dissimulée dans l'épaisseur d'un morceau de foie ou de toute viande de bel aspect apporté dans nos cuisines; or, on est trop porté à donner au chien de la maison les débris que l'on rejette, avant d'utiliser la viande ou les morceaux défectueux, et c'est encore aux chiens qu'ils arrivent, d'ailleurs, si on les jette dans la rue; d'autre part, on prend quelquefois, pour la nourriture des chiens, du poumon ou toute autre viande de qualité inférieure qui peut aussi recéler des échinocoques... Les chiens de ferme et les chiens de boucher ne sont donc pas les seuls que l'on puisse trouver porteurs du Ténia échinocoque et on peut aussi rencontrer, moins souvent à la vérité, ce dangereux parasite, chez les chiens de garde ou d'agrément qui ne sortent pas de l'habitation, comme chez ceux qui errent dans les rues [1].

Or, l'Homme aussi peut être atteint par les hydatides et elles déterminent chez lui une des affections parasitaires les plus redoutables : toujours le Chien en est le point de départ. Voici comment les choses se passent; la familiarité du chien avec son maître est la cause de tout le mal.

Etant donnée l'énorme quantité de Ténias échinocoques qui habitent parfois l'intestin du Chien, on comprend qu'il en sorte des anneaux mûrs et des embryons libres à chaque fois que l'animal fait ses déjections; la plupart tombent à terre, mais quelques-uns peuvent rester au pourtour de l'anus ou sur

---

[1] J'ai vu un jour, à Lille, les enfants d'un charcutier jouant à la balle, en pleine rue, avec les hydatides bien élastiques d'un Cochon : le chien du charcutier suivait attentivement le jeu des enfants, avalant avidement les hydatides aussitôt que l'une d'elles tombait à terre.

les poils des régions voisines. Or, le Chien, se nettoyant avec la langue, peut en conserver entre les papilles de cet organe ou sur le museau; le même résultat peut être atteint quand les chiens se flairent les uns les autres. Qu'arrive-t-il ensuite? le Chien va lécher son maître sur les mains, au visage même, s'il le peut, et les anneaux ou les embryons peuvent ainsi arriver dans le tube digestif de ce dernier. Il faut aussi prendre garde à un autre mode d'infestation, plus fréquent peut-être que le premier, je veux parler de l'habitude détestable que l'on a dans certaines maisons de faire lécher les plats par les chiens ou de leur donner leur nourriture dans des ustensiles qui servent ensuite aux préparations culinaires : il est, en effet, bien facile qu'un de ces minuscules embryons reste accroché dans une fêlure, contre une aspérité, qu'il ne soit pas enlevé par le lavage et soit avalé au repas suivant! — Il en est ainsi surtout quand on emploie la vaisselle en bois, comme on le fait dans les contrées très pauvres.

La terre classique des hydatides est l'Islande, où on trouve le Ténia échinocoque sur plus d'un quart des Chiens : étant donné la promiscuité des bergers et de leurs chiens et leur manque de propreté, on s'explique comment la mortalité par les hydatides avait pu atteindre dans ce pays un chiffre tel que le gouvernement dut, par des règlements sévères, restreindre considérablement le nombre des chiens et contraindre les propriétaires à détruire les parties des animaux infestées par les parasites. Les hydatides seraient presque aussi communes en Australie. Ces animaux ont été trouvés dans toutes les parties du monde, mais on manque de documents sur leur fréquence relative en beaucoup de pays. Disons seulement qu'on les a signalées partout en Europe et que, en particulier, elles ne sont pas rares en France; nous avons plusieurs fois trouvé le Ténia échinocoque sur des chiens pris à Lille même.

Pathologie. — Nous avons dit que, de toutes les affections parasitaires, les maladies déterminées chez l'Homme par la présence des hydatides pouvaient être les plus redoutables : on s'en rendra facilement compte en se rappelant que ces animaux peuvent se développer en tous les points du corps. On en a vu, en effet, dans les os, les muscles, tous les viscères, jusque dans le cerveau. Naturellement, les symptômes comme la gravité des lésions, varient avec le point affecté.

Il est plus fréquent d'observer les hydatides dans le foie : un nombre plus ou moins grand de ces vésicules se développent dans cet organe et peuvent en troubler le fonctionnement de deux manières; ils en détruisent et en refoulent la substance, au fur et à mesure que leurs dimensions s'accroissent, empêchant ainsi le fonctionnement d'îlots plus ou moins étendus de la glande et le libre cours de la bile, d'où répercussion sur le sang et les fonctions digestives; d'autre part, par le fait même de l'arrêt de la circulation dans une certaine étendue du foie, il se produit une gêne de plus en plus grande dans la circulation du système de la veine-porte; le sang s'y amasse, transsude dans la cavité de l'abdomen et détermine l'hydropisie de cette partie du corps; c'est le point de départ d'une affection du cœur à laquelle le malade succombera la plupart du temps.

Notons une forme encore mal connue des hydatides développées dans le foie, qui simule tous les symptômes d'un cancer *(cancer colloïde alvéolaire)*; il paraît que, presque toujours, les hydatides développées dans les os présentent les mêmes particularités. C'est une affection rare que l'on a observée aussi chez les animaux domestiques, mais beaucoup plus rarement que chez l'Homme. Plusieurs auteurs considéraient cette forme d'Echinocoque comme spécifiquement différente, de l'Echinocoque ordinaire, mais l'expérimentation a montré qu'il n'en est rien et l'Echinocoque alvéolaire, donnée au Chien, a produit le *T. echinococcus* dans l'intestin de cet animal.

Le traitement des hydatides, quand il est possible, ne peut être que chirurgical : il importe d'abord de fixer le diagnostic : si nous prenons le cas le plus fréquent, c'est-à-dire celui dans lequel le parasite se loge dans le foie et à la partie antérieure de cet organe, il n'est pas rare que l'on puisse, par la percussion, se convaincre de sa présence, grâce à ce que l'on appelle le *frémissement hydatique*, phénomène produit par l'élasticité de la membrane épaisse qui enveloppe le parasite. La ponction, par laquelle on va chercher le liquide contenu dans l'hydatide, vient facilement confirmer le diagnostic : ce liquide, en effet, est caractéristique, grâce à sa limpidité, à l'absence ou à la faible quantité d'albumine qu'il contient et aussi à la quantité relativement forte de chlorure de sodium qu'il tient en solution. Si on laisse évaporer, en effet, une goutte de liquide hydatique, on voit apparaître des cristaux de sel. — On peut souvent aussi trouver, à l'aide du microscope, les crochets provenant de la tête des larves formées dans l'hydatide.

La ponction des kystes n'est pas seulement employée pour fixer le diagnostic : c'est parfois un moyen de traitement et qui réussit souvent en dehors de toute autre intervention chirurgicale. Il faut savoir que, fréquemment, à la suite de la ponction hydatique, il se développe chez les malades un véritable urticaire, lequel, par un fait curieux, se reproduit rarement si l'on fait au malade une deuxième ponction. L'urticaire hydatique est accompagné ou non d'une gêne respiratoire qui peut atteindre un haut degré et même amener une mort rapide (dans les vingt-quatre heures). Ces complications graves de la ponction ne sont pas rares.

Des expériences récentes ont donné la démonstration

du fait généralement admis jusqu'alors, que c'est la résorption du liquide hydatique épanché dans le péritoine ou même dans d'autres tissus lors de la ponction, qui détermine ces phénomènes d'urtication et de dyspnée ; les mêmes expériences ont aussi montré que les différents sujets sont inégalement impressionnés par le liquide hydatique injecté dans les tissus.

Ces accidents montrent le danger des ponctions faites dans le but de reconnaître l'existence des kystes hydatiques et les précautions dont il faut s'entourer lorsqu'on doit les pratiquer : l'immobilité absolue du malade, aidée des opiacés, est la condition *sine qua non* de la réussite de l'opération ; elle doit être maintenue pendant vingt-quatre heures.

Il est intéressant de rechercher quelle peut être la cause des accidents que nous venons d'indiquer sommairement : il est démontré que le liquide hydatique contient, du moins à certains moments, des proportions variables d'une leucomaïne et c'est, à n'en pas douter, à ce principe toxique, qu'il faut attribuer les phénomènes d'urtication et les accidents plus ou moins graves, parfois mortels, qui dans certains cas, suivent la ponction. Notons que l'existence de leucomaïne dans le liquide des Echinocoques ne constitue pas un fait isolé et que Mourson et Schlagdenhauffen, dans un travail du plus haut intérêt, ont montré que le liquide contenu dans la vésicule des cysticerques renferme aussi une proportion relativement forte de leucomaïne et possède des propriétés vénéneuses très accusées; injecté dans la cavité péritonéale d'un Lapin, par exemple, l'animal ne tarde pas à mourir avec une altération profonde du sang.

Le *Tænia cucumerina*.

Ce Ténia, qui porte encore le nom de *T. canina*, est normalement parasite du Chien; il se voit parfois chez l'Homme. On le distingue à première vue des *T. solium* et *saginata* par la forme de ses anneaux beaucoup plus grêles et de forme elliptique, avec leur grand axe dirigé dans le sens de la longueur du Cestode. Cet animal ne dépasse pas généralement la taille de un mètre sur une largeur de trois millimètres; il présente souvent une teinte rosée. Sa tête est très caractérisée par la disposition des crochets qui, au lieu de former deux couronnes incluses l'une dans l'autre, présentent au contraire trois couronnes bien distinctes et superposées. La forme de ces crochets est également très différente — nous n'insistons pas sur les autres caractères.

Cette espèce est très commune chez le Chien qui en héberge souvent de très nombreux individus. Son histoire est trop intéressante pour que nous ne la rapportions pas dans ses principaux détails.

C'est un élève de Leuckart, qui découvrit la phase

cysticerque de cet animal dans le Pou ordinaire du Chien (*trichodectes canis*). Les œufs du *T. cucumerina* rejetés avec les excréments, peuvent quelquefois rester adhérents aux poils des parties postérieures du Chien ou encore, des anneaux entiers sortis par l'anus et tombés dans la niche peuvent dans leurs contractions expulser les embryons qu'ils contiennent et qui arrivent ainsi à être semés dans l'endroit où le Chien se couche. Le Pou peut ainsi facilement les avaler et le cysticerque se développe dans la cavité du corps.

Or, le Chien, irrité par les démangeaisons que lui occasionnent les Poux, cherche à les détruire et les mange; les petits en léchant

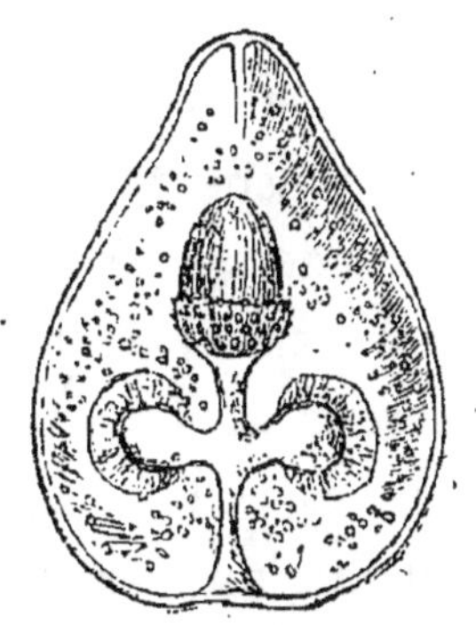

Fig. 34. — Cysticerque de *tænia canina* grossi 6 fois, d'après Leuckart.

leur mère peuvent aussi avaler des Poux, bref, il n'est pas difficile de comprendre comment les cysticerques des poux peuvent arriver dans l'intestin des chiens (fig. 34).

La question des migrations de *T. cucumerina* paraît donc bien tranchée, cependant, plusieurs observateurs ont fait remarquer que le *Trichodectes canis* est fort rare dans des points où, au contraire, le *T. cucumerina* est très fréquent, et il est certain qu'on ne voit pas bien comment les enfants chez lesquels on observe ce ver, en arrivent à manger les poux du chien. Tout récemment encore Grassi, professeur à l'Université de Catane, a prétendu que les embryons du *T. cucumerina* peuvent se développer directement en animal parfait dans un seul et même hôte sans passer nécessairement par la phase cysticerque. Mais ces diverses remarques et des expériences assez indécises ne peuvent contrebalancer le fait important de l'existence des cysticerques du *T. cucumerina* et comme il n'est pas encore prouvé qu'une espèce présentant la phase cysticerque au cours de son évolution puisse se développer directement sans passer par ce stade larvaire, nous continuerons à admettre, jusqu'à preuve du contraire, que l'espèce en question ne se comporte pas autrement que celles pour lesquelles aucune difficulté n'existe[1].

On ne possédait jusqu'ici qu'un petit nombre d'observations relatives à la présence chez l'Homme de cette espèce de Ténia, mais elles se sont singulièrement multipliées l'année dernière. Le parasite se rencontre surtout chez les jeunes enfants et la seule observation connue chez l'adulte a été indiquée par M. R. Blanchard.

On a constaté, ensuite de la présence de cet animal, des troubles gastriques et intestinaux, de la fièvre, etc.

---

[1] Grassi vient d'annoncer (février 1888) l'existence d'un deuxième hôte intermédiaire pour le cysticerque du *T. cucumerina* : c'est la Puce du Chien (*Pulex serraticeps*, Gerv). Cette découverte répond à la première objection, car si le Pou du chien peut être rare en certains pays la Puce du même animal s'observe partout.

Il ne semble pas que sa présence détermine de phénomènes particuliers.

Le Tænia madagascariensis.

Davaine a donné ce nom à un Ténia observé deux
fois à l'île Mayotte, l'une des Comores; les échantillons observés jusqu'ici sont incomplets et manquent
de tête. C'est une espèce de petite taille et, si l'on en

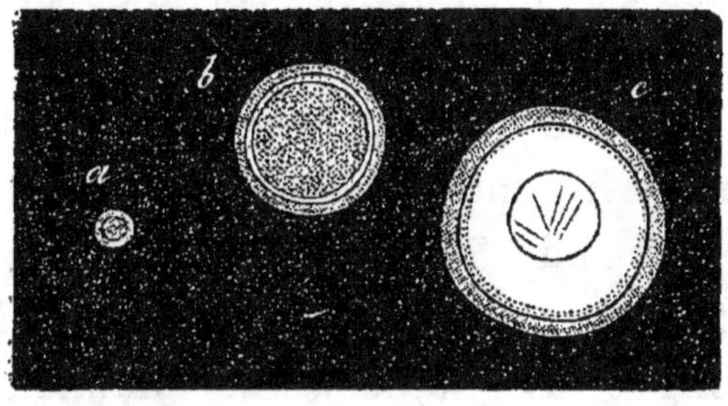

Fig. 35. — Œuf du *T. solium*, *a*, grossi 70 fois; *b*, 346 fois; *c*, même
grossissement et traité par une solution de potasse caustique pour
rendre apparent l'embryon hexacanthe qu'il renferme.

juge par les dimensions des fragments, elle peut
atteindre de 12 à 15 centimètres de longueur, pour les
échantillons conservés dans l'alcool et par conséquent fortement rétractés; le nombre de segments
comptés sur le plus grand fragment observé était de
75 et l'on peut estimer approximativement à un
nombre double le total de ces segments du corps; la
largeur maximum est de 2 millimètres et demi; les

anneaux très mûrs prennent des contours arrondis tandis que ceux qui les précèdent sont trapézoïdes. Davaine dit que les anneaux devenus libres, variables dans leur forme, mesurent 3 ou 4 millimètres.

La disposition des embryons à l'intérieur des anneaux mûrs est très remarquable : ils sont groupés, au nombre de 300 ou 400 dans des sortes de poches qui bourrent les anneaux ; ces poches sont au nombre de 120 à 150 pour chacun des segments. A première vue, on pourrait prendre ces sortes de poches pour des œufs. Davaine n'a rien vu qui les reliât entre elles et, dans l'anneau même, elles sont complètement indépendantes les unes des autres.

Les embryons du *T. madagascariensis* ont deux enveloppes de nature membraneuse ; l'externe, à laquelle on peut assigner 40 millièmes de millimètre et l'interne beaucoup plus petite, dépassant peu le diamètre de l'embryon lui-même ; celui-ci mesure 15 millièmes de millimètres. La poche qui renferme les embryons contient en outre de nombreuses granulations qui les cimentent entre eux pour ainsi dire.

On peut se demander à côté de quelles espèces on peut classer le *T. madagascariensis* et si, en dehors des caractères que fournit d'habitude la tête, absente ici, on ne trouve pas dans la description d'ailleurs fort imparfaite de Davaine, d'autres particularités qui puissent fournir des points de comparaison. Leuckart

reste muet sur cette question et Davaine se borne à
dire que le *T. madagascariensis* n'a de par la conformation de son *ovaire*[1] aucun rapport avec les *T. solium*
et *saginata*, pas plus d'ailleurs qu'avec les *T. nana et
flavo-punctata*. « Parmi les Cestoïdes des animaux, dit-
« il, le *T. cucumerina* du Chien (ou le *T. elliptica*,
« Batsch), offre dans sa structure quelques particu-
« larités qui le rapprochent du nôtre. Ainsi, les œufs
« se développent dans des capsules ovariennes assez
« semblables à celles que nous venons de décrire ;
« toutefois, elles n'offrent point cette structure singu-
« lière qui le fait ressembler jusqu'à un certain point
« au cocon de la sangsue.

« En outre, le *T. cucumerina* possède à chaque an-
« neau un double appareil sexuel et deux pores géni-
« taux opposés, enfin l'œuf est d'un volume relative-
« ment considérable, et il est pourvu d'une véritable
« coque..... Le *T. madagascariensis* possède des carac-
« tères de structure tellement particuliers qu'ils pour-
« raient peut-être donner lieu à l'établissement d'un
« genre à part. »

Nos observations sur le *T. cucumerina* du Chien,
nous permettent de rectifier quelques-unes des asser-
tions émises par Davaine dans le passage cité et d'en
conclure qu'il n'y a pas de rapprochement à faire
entre cette espèce et le *T. madagascariensis*, au point

---

[1] Davaine emploie ici le mot ovaire, par erreur, pour utérus.

de vue de la structure de ce que Davaine appelle l'*ovaire*. Les embryons du *T. cucumerina* sont bien groupés en un certain nombre comme le dit Davaine et ils sont même réunis par une matière provenant sans doute d'individus en régression, matière qui les cimente tellement bien qu'ils restent joints après la dilacération ; mais, ces amas d'embryons ne sont pas enveloppés d'une coque propre qui devrait aux fibres qui la forment son aspect de « cocon de sangsue », ils sont absolument nus. A la vérité, les coupes de certains anneaux montrent ces groupes d'œufs en place, circonscrits par un tissu dense formé d'éléments très serrés, et c'est là sans doute ce qui a trompé Davaine ; voici l'explication du fait : le tissu dense qui enveloppe les embryons et dont nous venons de parler n'est autre chose que la paroi d'une poche utérine et, primitivement, les poches utérines étaient en communication entre elles par des canaux qui peuvent disparaître complètement par suite de l'accroissement considérable de volume que subissent les embryons et du refoulement des tissus qui en est la conséquence. C'est également au refoulement des tissus de la loge utérine, par le développement des embryons qu'elle contient qu'est dû le tassement qui produit l'aspect particulier de la zone de tissu entourant immédiatement chaque groupe d'œufs.

Nous avons à ce sujet des coupes fort intéressantes qui montrent ces relations primitives des loges utérines avec d'autant plus de netteté que les conduits qui les relient sont encore pleins d'embryons[1].

Notons aussi, en passant, que les embryons du *T. cucumerina* ne sont pas pourvus d'une véritable coque, au sens du moins qu'on attache à ce mot quand il s'agit des Ténias de l'Homme; comme nous l'avons figuré il y a longtemps dans nos *Mémoires sur les Cestodes*, l'embryon de cette espèce possède une enveloppe à double contour, qui ne présente pas les bâtonnets caractéristiques que l'on observe chez les *T. saginata* et *solium* ou chez les *T. serrata, marginata* et *cœnurus* du Chien.

Mais, s'il n'y a pas de rapprochements à établir entre le *T. madagascariensis* et le *T. cucumerina* au point de vue de la structure si particulière de l'utérus, il est, au contraire, une autre espèce avec laquelle ce rapprochement s'impose : c'est avec le *T. Giardi*, espèce très remarquable que j'ai découverte à Lille chez le Mouton et qui diffère totalement, par la structure de ses embryons, des autres espèces que j'ai réunies sous le nom de « groupe des Inermes », ou groupe du *T. expansa*, en en excluant soigneusement le *T. saginata*. Quand on casse un anneau, chez cet animal, on est frappé de l'aspect grenu de la cassure et si l'on porte

---

[1] Sont-ce ces embryons accumulés dans les canaux, qui ne peuvent arriver dans les poches utérines et meurent, qui forment la matière unissante des groupes d'embryons? — Les sortes de loges aux parois épaisses dont nous venons de parler, s'observent également chez des formes très différentes, comme par exemple chez le *T. pectinata* du Lièvre.

sous le microscope ce que l'on obtient en passant un pinceau sur la solution de continuité, on voit que chacun des grains, que l'on prendrait à l'œil nu pour un embryon, est en réalité une coque fibreuse contenant de 15 à 30 embryons. Comme je l'ai décrit en 1879, chacune de ces coques n'est autre chose qu'une loge utérine qui devient indépendante dans les vieux anneaux et dont j'ai ailleurs étudié soigneusement le mode de formation.

Ces coques sont donc tout à fait comparables à ce que l'on sait des « loges ovariennes » du *T. madagascariensis*, autant du moins qu'on en peut juger par les dessins de Davaine.

Une autre espèce qui présente des particularités analogues au point de vue des poches ovariennes, c'est le *T. dispar*, si commun chez différents Batraciens de nos pays.

Bien entendu, les comparaisons que nous venons d'établir n'impliquent pas nécessairement dans notre esprit, la parenté de ces formes : le *T. madagascariensis* est encore trop peu connu pour qu'on puisse rien dire d'affirmatif à son sujet; nous avons simplement voulu montrer que la structure, en apparence si bizarre de cet animal, ne constituait pas en somme un fait isolé.

PATHOLOGIE. — Les deux cas connus jusqu'ici du

parasitisme chez l'Homme du *T. madagascariensis* ont été observés par le Dr Grenet sur deux jeunes enfants dont l'un, venant de la Réunion, n'habitait Mayotte que depuis deux mois. Dans les deux cas l'enfant, en parfaite santé, fut pris soudainement d'une crise violente « les yeux se voilent, dit l'auteur de l'observa-« tion, les pupilles se dilatent, se portent en haut et « l'enfant tombe dans un état convulsif avec menace « de suffocation..... il est tantôt pâle, tantôt bleu jus-« qu'à l'asphyxie, l'écume à la bouche, sans parole et « sans cris..... la mort paraissait imminente. Je le rap-« pelai à la vie au moyen de révulsifs externes..... Les « parasites furent rendus à l'aide de l'huile de ricin.

Le *Tænia nana*.

C'est un petit Ténia long de 15 à 20 millimètres et large de 0,005 ; il porte sur la tête une couronne de 22 à 24 crochets ; les anneaux qui le forment sont plus larges que longs (fig. 36).

Le *Tænia nana* fut découvert au Caire, en mai 1851, par le Dr Bilharz qui, dans une autopsie, en rencontra un nombre considérable d'individus. Depuis cette époque, il n'avait été question de cet animal dans aucune relation authentique, lorsque, en 1885, R. Blanchard annonça un second cas observé en Serbie : une jeune enfant avait rejeté environ 250 animaux de cette

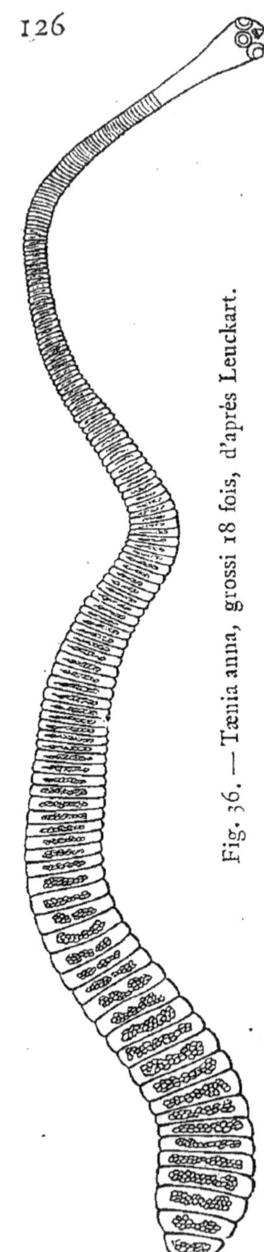

Fig. 36. — Tænia anna, grossi 18 fois, d'après Leuckart.

espèce, dont quelques exemplaires furent très exactement étudiés par le professeur de Paris.

En 1887, Grassi, qui a tant fait dans ces derniers temps pour l'helminthologie humaine, et à qui l'on doit des observations du plus haut intérêt, fit connaître ses observations sur le même parasite : à la grande surprise des naturalistes, on apprit que le *T. nana* était, en Sicile, le plus commun des Cestodes, et qu'il avait été trouvé à plusieurs reprises en Lombardie ; d'après le professeur de Catane, le nombre de ces parasites dans un même hôte est très variable : en on peut trouver de 40 à 50 ou de 4 à 5,000 [1].

Grassi affirma de plus que le *T. nana* de l'Homme est identique au *T. murina* du Surmulot, qu'on observe chez tous les rats des abattoirs de Catane, ou qu'il en constitue, tout au plus, une variété.

[1] Le même auteur pense que les œufs de Ténia trouvés en 1856 par Ranson, dans les excréments d'un enfant, à Nottingham, appartiennent au *Tænia nana*.

Constatant ainsi la grande fréquence du parasite, tant chez l'Homme que chez le Rat, le savant italien en chercha le cysticerque chez un très grand nombre d'Arthropodes et chez d'autres animaux : les résultats furent négatifs; il essaya alors, mais sans plus de succès, d'infester ces mêmes animaux avec des œufs des *T. nana et murina*.

Grassi en vint à supposer que le développement du parasite pouvait être direct et se faire sans passer par une phase cysticerque : il institua des expériences dans cet ordre d'idées en infestant de jeunes rats blancs avec des anneaux de *T. murina*.

Le résultat fut convaincant : les jeunes rats prirent bien vite le parasite.

Le naturaliste italien nous fait connaître à ce propos des résultats fort curieux : les embryons du *T. murina* se développent dans la muqueuse digestive (*in der Schleimhaut und in der Basis der Zotten*) et ils commencent par former un organisme qui n'est autre chose qu'un véritable cysticerque, analogue à celui du *T. cucumerina*, tel que Melnikoff l'a décrit.

Ce fait important montre, toutefois, que le développement du *T. murina* n'est pas direct, au sens du moins que Grassi attache à ce mot, mais qu'il y a intercalation d'un stade cysticerque entre l'embryon et l'animal parfait; seulement, le cysticerque et le ténia se développent dans le même hôte, ce qui constitue un fait jusqu'ici sans précédent.

Or, on trouve quelquefois dans le Ver de farine (*Tenebrio molitor*) un petit cysticerque fort curieux découvert par Stein près de Berlin, revu par nous à Lille et dont Grassi trouva deux exemplaires à Catane; ce cysticerque semble fort rare. Küchenmeister avait déjà supposé qu'il n'était autre chose que la forme larvaire du *T. murina* du Rat, et cette opinion avait été combattue par Leuckart. — Grassi reprit l'idée de Küchenmeister à propos du cysticerque du ver de farine. Il admit, en somme, que le développement du Ténia du Rat pouvait se faire directement, par l'apport des œufs dans l'intestin de l'hôte définitif, ou, dans d'autres circonstances à préciser, par voie indirecte et avec l'intercalation d'un cysticerque développé chez un hôte intermédiaire. Grassi chercha même à généraliser ces résultats en se basant sur des expériences qu'il institua sur le *T. cucumerina* du Chien, dont le cysticerque est bien connu, mais qui, d'après lui, peut aussi se propager directement et sans hôte intermédiaire.

Mais l'on ne peut admettre que le cysticerque du ver de farine appartienne bien au *T. murina* non plus, d'ailleurs, que le *T. murina* soit identique au *T. nana*.

Le cysticerque du Ver de farine possède une couronne de trente crochets longs de 12 millièmes de millimètre, tandis que les *T. nana* et *murina* présentent 24 crochets longs de 15 à 18 millièmes de millimètre [1]. Par le nombre des crochets et leurs dimensions, au contraire, ce cysticerque concorde avec le *T. microstoma* de la Souris; cette opinion, émise d'abord par le Dr Villot, est soutenue par von Linstow, dont tout le monde connaît la compétence dans les questions d'helminthologie, et nous ne pouvons que l'admettre après un examen attentif de la tête du cysticerque et de celle de l'animal parfait.

Pour ce qui concerne la non identité des *T. nana* et *murina*, disons qu'il existe entre ces deux animaux des différences importantes, comme par exemple celle que l'on peut tirer des dimensions du corps : le *T. nana* mesure de 15 à 20 millimètres de longueur, alors que, d'après Grassi lui-même, le *T. murina* atteint de 30 à 40 millim., soit une longueur double; fait beaucoup plus important, l'embryon du *T. nana* a 18 millièmes de millimètre en diamètre et est de forme arrondie, tandis que l'embryon du *T. murina* est de forme ovale et son plus grand diamètre (tubercules exclus), dépasse 27 millièmes de millimètre sur un petit diamètre de 21; deux forts tubercules saillants, qu'on n'observe pas chez l'embryon du premier, s'observent aux deux extrémités du grand

---

[1] Notons que Grassi n'a jamais trouvé de *T. nana* avec moins de 27 crochets alors que tous les exemplaires examinés par Leuckart et R. Blanchard n'en offraient que 24; sur 8 exemplaires qui sont en ma possession et qui proviennent du cas de Belgrade, 7 ont 24 crochets au plus, le huitième en présente 30, mais dans tous les cas les dimensions des crochets sont conservées.

axe chez le second ; les crochets de l'embryon hexa
canthe ont à peu près les mêmes dimensions (1 mill.
de mill. en plus pour le *T. murina*), mais ces crochets
sont si bien cachés chez le *T. nana* à cause des nombreuses granulations vitellines, que R. Blanchard n'a
pu les voir, que Leuckart dit ne les avoir vus avec
netteté que rarement, et nous n'avons pu les mesurer
nous-même que grâce au hasard d'une heureuse pré-
paration ; or, au contraire, la netteté de ces organes
est remarquable chez le *Tænia murina*.

Les expériences tentées par Grassi au sujet des
T. nana et *murina*, malgré les conclusions de l'auteur,
ne nous paraissent pas confirmer ses idées sur les rapports de ces deux espèces. Il est démontré sans doute
que le *Tænia murina* se développe chez les Rats sans
hôte intermédiaire ; mais il est encore douteux que
cette espèce donne un Ténia à l'Homme : sur six
personnes mises en expérience et qui avalèrent des anneaux du *Tænia murina*, une seule aurait été infestée ;
or une seule expérience est fort insuffisante, surtout
quand elle est faite dans un pays où le *Tænia nana*
est très commun, comme le fait d'ailleurs remarquer
Grassi lui-même. Il eût été plus concluant d'infester
les Rats avec les anneaux du *T. nana* ; mais cette
expérience ne semble pas avoir été faite.

Quoi qu'il en soit, il importe de remarquer que le
Tænia murina, décrit pour la première fois par Dujardin, qui le trouvait à Rennes chez plusieurs Ron-

geurs, signalé comme très commun à Catane et à Heidelberg, rencontré par von Linstow à Göttingen, est aussi très fréquent à Lille, toutes localités, sauf Catane, où l'on n'a pas signalé le *T. nana*; il n'est pas douteux qu'on ne retrouve partout le *T. murina* quand on voudra se donner la peine de le chercher.

Ajoutons que l'extrême abondance avec laquelle on rencontre souvent le *Tænia nana* pourrait s'expliquer par l'ingestion de plusieurs anneaux de cet animal, si l'on venait à démontrer que cette espèce peut se développer à la façon du *T. murina*, c'est-à-dire sans hôte intermédiaire. Une autre hypothèse qui permettrait encore d'expliquer cette abondance est que sa forme larvaire serait un Echinocoque[1].

[1] Cet article était écrit depuis déjà quelque temps, quand M. le professeur Grassi me fit l'honneur de m'écrire à propos d'une note que j'avais publiée pour combattre les conclusions relatées plus haut. Cet observateur distingué maintient ses conclusions relativement à la parenté des *T. nana* et *murina* disant, en somme qu'il y a des passages entre les deux formes, quant aux différences que j'ai signalées. Il veut bien me faire part, en outre, de quelques observations inédites et du plus haut intérêt qu'il vient de faire, telles que ses expériences sur le *T. microstoma*, avec les embryons duquel il n'a pu infester la larve du Ténébrion, sur le *T. nana* de l'Homme. *qu'il n'a pu jusqu'ici faire développer chez le Rat.*

Un fait bien remarquable et sur lequel s'appuie aussi le savant professeur de Catane pour considérer le *T. murina* comme identique au *T. nana*, c'est que les autres Helminthes du Rat se développent aussi chez l'Homme, comme le *T. leptocephala*, fréquent chez ce rongeur et dont Grassi a démontré l'existence dans notre espèce, l'*Echinorhynchus moniliformis* que le même savant m'annonce avoir trouvé chez l'Homme et qui, parait-il, n'est pas rare en Sicile chez le Rat. — Ce dernier parasite que nous n'avons jamais trouvé à Lille était connu chez plusieurs Rongeurs, Grassi en a trouvé l'hôte intermédiaire qui est un *Blaps* (coléoptère).

Dans la même lettre le savant italien m'informe qu'il a trouvé (*T. nana* chez un enfant venant de Marseille.

PATHOLOGIE. — L'importance pathologique du *T. nana* dépend le plus souvent, naturellement, du nombre des parasites qui peut être très considérable dans un même hôte. Dans la première observation, due à Bilharz et dans laquelle les Ténias étaient très nombreux, le malade était mort d'accidents méningitiques, tandis que, dans le cas rapporté par Blanchard, il n'est question que de troubles digestifs. D'après Grassi, qui a observé des cas très nombreux, on peut constater sous l'influence du parasite des troubles profonds de nature nerveuse (accidents épileptiformes sans perte de connaissance, affaiblissement de l'activité cérébrale, mélancolie, boulimie, etc.); mais il n'en est pas toujours ainsi, même chez les malades qui hébergent beaucoup de parasites et ces différences ont été d'ailleurs observées pour les autres Cestodes. Du côté du tube digestif, Grassi signale comme fréquentes de fortes coliques, la constipation alternant avec la diarrhée; dans un cas, cet auteur aurait constaté des altérations importantes dans l'intestin grêle.

Tous ces symptômes disparaissent avec le parasite à la suite de l'administration de la Fougère mâle.

Le *Tœnia flavo-punctata* et le *T. leptocephala*.

Le *Tœnia flavo-punctata* est une petite espèce longue d'environ un pied qui n'a été jusqu'ici observée authentiquement que deux fois chez des enfants et en Amérique; elle est encore fort imparfaitement connue.

La tête manquait sur les individus recueillis ; la partie antérieure du corps mesure environ un millimètre de largeur ; à la partie postérieure les anneaux ont un peu plus de deux millimètres de large sur un millimètre de haut. Les anneaux de la moitié postérieure ont perdu la tache jaune correspondant au testicule, qui existe dans la moitié antérieure et dont Weinland a tiré le nom de l'animal.

On a pu observer les embryons : ils sont de forme sphérique, enveloppés d'une double membrane lisse, et leur diamètre est de 60 mill. de mill. environ ; l'embryon mesure o mm. 030 et ses crochets o mm. 017.

La première observation au sujet de cet animal fut faite en 1842 sur un enfant de 19 mois, bien portant, et sevré depuis 6 mois, qui en rendit trois exemplaires incomplets ; le médecin qui les observa les prit pour des fragments de Bothriocéphale et les plaça dans un musée de Boston où ils furent étudiés en 1858 par Weinland, qui reconnut en eux une espèce nouvelle et Leuckart, sur un fragment que lui remit Weinland, compléta la description du parasite.

En 1884, Leidy publia une seconde observation du *Tænia flavo-punctata* : plusieurs exemplaires incomplets avaient été rendus par un autre enfant également sevré, de Philadelphie.

La même année, Parona fit rendre à une enfant des environs de Varèse, âgée de deux ans, des vers longs de

12 à 20 centimètres et pourvus d'une tête sans crochets; il les considéra comme appartenant à l'espèce qui nous occupe.

Cependant il ressort de la description et des figures données par le médecin italien, que l'animal observé par lui est bien différent du *T. flavo punctata*, tel que l'a décrit Leuckart : les dimensions des anneaux sont un peu supérieures, l'embryon est ovoïde et non sphérique et mesure 58 mill. de mill. sur 68 dans son grand axé; il possède quatre membranes embryonnaires au lieu de deux et son enveloppe extérieure est striée radialement à la façon des œufs du *Tænia solium*, tandis que cette enveloppe est lisse chez le *T. flavo-punctata*. Aussi Leuckart éleva-t-il des doutes relativement à la détermination de Parona.

L'an dernier, le professeur Grasssi revint sur ce sujet, et il identifia le Ténia, vu par Parona, au *Tænia leptocephala* que l'on trouve chez le Rat noir et chez le Surmulot. Cette identification nous paraît devoir être admise; notons à ce sujet que le *T. leptocephala* est très commun à Lille chez le Surmulot et que je n'ai jamais entendu parler d'une observation de Ténias de l'Homme qui pourrait se rapporter au *T. leptocephala*. Est-ce un parasite accidentel ?

Grassi, d'après ce qu'il a bien voulu m'écrire, a observé en Italie un deuxième cas de *T. leptocephala* chez l'Homme et il a découvert l'hôte intermédiaire de cette espèce qui est une sorte de Perce-oreille du genre

Anisolabis (*A. annulipes*), commun à Catane dans les
maisons. La larve du *Tænia leptocephala* vit aussi dans
la chenille encore indéterminée d'une espèce de Mi-
crolépidoptère ; elle est fréquente chez deux Coléoptères de la famille des Ténébrionides, le *Scaurus
striatus* répandu dans le Midi et l'*Akis spinosa*, autre
espèce lucifuge que l'on ne rencontre pas chez nous.
Cette larve porte une sorte d'appendice caudal, analogue sans doute à celui du cysticerque qui vit chez le
Ténébrion et sur lequel on retrouve les crochets de
l'embryon hexacanthe.

LES BOTHRIOCÉPHALES

Un autre type de Cestodes que l'on peut observer
chez l'Homme est celui des Bothriocéphales : ce genre
renferme des formes très disparates réparties dans les
différentes classes des Vertébrés ; deux espèces doivent
être rangées parmi nos parasites : ce sont les *Bothriocephalus latus* et *cordatus* que l'on trouve dans l'intestin à l'état parfait. On a aussi rencontré une fois chez
l'Homme, mais à l'état larvaire seulement, une troisième forme à laquelle le prof. R. Blanchard a donné
le nom de *Bothriocephalus Mansoni*.

Les *Botriocephalus latus* et *cordatus* sont des formes
voisines l'une de l'autre : elles se distinguent à première vue des Ténias, dont nous venons de faire

l'histoire, par l'absence des couronnes de crochets et des quatre ventouses de la tête. Deux dépressions profondes situées l'une à la face ventrale, l'autre à la face dorsale de ce dernier organe peuvent, grâce à un système particulier de muscles, jouer le rôle de ventouses (fig. 37). La forme des anneaux peut aussi fournir des caractères importants quand il ne s'agit, bien entendu, que de comparer entre eux les parasites de l'Homme : quand le Bothriocéphale a atteint toute sa taille, ses derniers anneaux sont beaucoup plus larges que longs ; on sait que la disposition contraire s'observe pour les deux Ténias ordinaires de l'Homme.

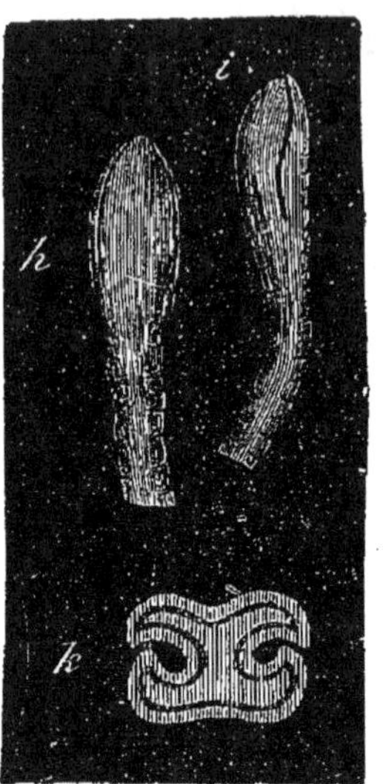

Fig. 37. — *i. h.* Tête du Bothriocéphale de l'homme grossie 6 fois et vue sous deux aspects. — *k*, tête du Bothriocéphale du *turbot* grossie 12 fois ; coupe en travers faisant voir la disposition des ventouses latérales.

Le Bothriocéphale large.

Cette espèce, qu'on trouve aussi quelquefois chez le Chien, est le plus long des Cestodes qui vivent à nos dépens ; il peut atteindre de 6 à 20 (?) mètres de

long et être formé de plus de
4,000 anneaux. Sa largeur surpasse aussi notablement celle des
Ténias ordinaires de l'Homme.
Nous avons figuré différents
fragments de l'animal en grandeur naturelle pour montrer la
forme que ses anneaux revêtent
suivant leur degré de développement (fig. 38).

La structure de cet animal
est très notablement différente
de celle des Ténias; il en est
de même de son mode de reproduction; il n'est pas vivipare
comme le sont ces derniers qui,
on se le rappelle, mettent au
monde des embryons munis de
6 crochets : le Bothriocéphale
pond de véritables œufs qui ne
peuvent éclore que dans l'eau.
L'embryon qui sort de ces œufs
présente bien 6 crochets, organes caractéristiques de tous les
Cestodes, mais il offre, de plus,
une enveloppe pourvue de très
longs cils vibratiles qui lui
permettent de nager rapidement

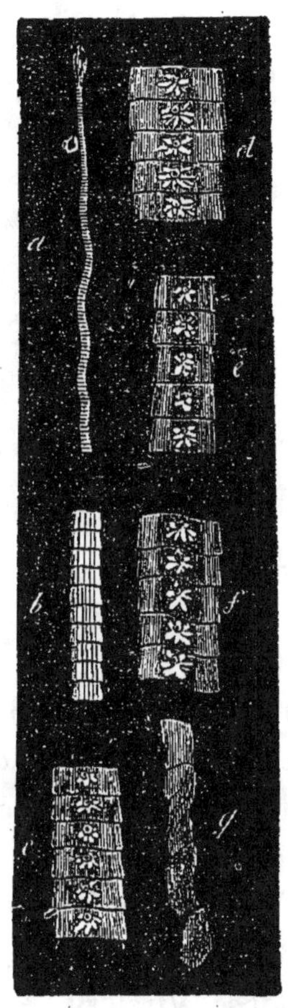

Fig. 38. — *Bothriocephalus latus* de grandeur naturelle; fragments pris de
distance en distance, *a*,
tête et cou; *d*, anneaux
moyens avec glandes gé-
nitales bien développées;
f e, anneaux chez les-
quels la ponte est plus ou
moins avancée; *g*, der-
niers anneaux, ratatinés
après la ponte.

(fig. 39); le jeune être vit en effet en liberté dans l'eau pendant un temps plus ou moins long, jusqu'à ce qu'il soit avalé par l'animal chez lequel il doit subir sa première phase larvaire.

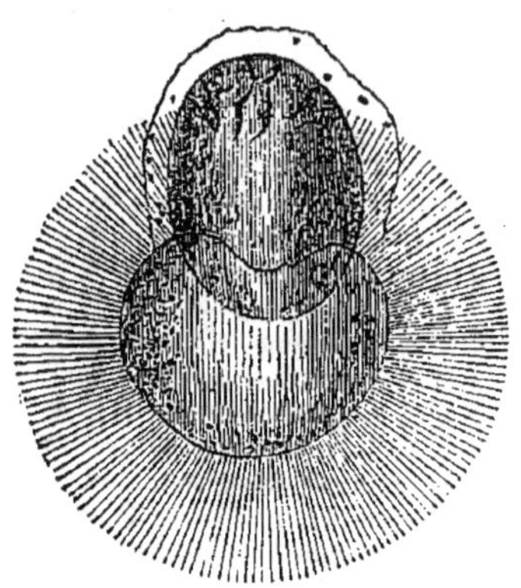

Fig. 39. — Embryon du *Bothrio-cephalus latus* sortant de l'enveloppe ciliée, d'après Leuckart.

Pendant longtemps, la destinée de cette larve a été inconnue et l'on a ignoré comment le Bothriocéphale large pouvait arriver chez l'Homme; tout récemment, Braun (de Dorpat) partant de cette donnée que les animaux susceptibles d'être atteints par le Bothriocéphale sont ichthyophages et de ce fait bien connu, que des formes jeunes ou des larves de différentes espèces de Bothriocéphales se rencontrent fréquemment dans les poissons, eut l'idée d'examiner les poissons qui arrivent sur le marché de Dorpat et qui proviennent des lacs Peïpous, Virzjerv et Embach : il constata qu'effectivement le Brochet et la Lote étaient hantés par des larves de Bothriocéphale qui pouvaient non-seulement se rencontrer dans le tube digestif, mais encore dans les muscles, le foie, la rate, etc. Il trouvait dans un même Brochet de 10 à 50 de ces larves et la Lote paraissait pouvoir en héberger un plus grand nombre encore. Or, la consommation du Brochet,

qu'on mange généralement mal fumé, est très grande
à Dorpat et celle de la Lote plus grande encore, à cause
de la modicité de son prix : le Bothriocéphale est
si fréquent dans cette ville qu'on en trouve les œufs
dans 10 p. 100 des selles examinées.

Des expériences, convenablement instituées, sur des
chats et des chiens, firent voir que ces larves de Bothriocéphale, donnaient naissance à un ver qui présentait tous les caractères du *B. latus*, à cette différence
près que sa taille est un peu plus petite.

A la suite des observations de Braun vinrent celles
de Zschokke, qui retrouva les mêmes larves dans la
moitié des Lotes pêchées dans le lac Léman, dans
l'ombre-chevalier (*Salmo salvelinus*) la Perche et aussi
chez la Truite et l'Ombre (*Thymallus vulgaris*).
Malgré l'opinion populaire, qui attribue à la Fera
la cause de l'infection, il ne put les trouver
chez ce poisson[1]. Zschokke proclama l'identité des
larves provenant des poissons de Dorpat avec celles
des poissons du Léman. Il fit de plus des expériences
très concluantes sur des étudiants et il put démontrer
que les larves en question ingérées par l'Homme lui
donnaient le Bothriocéphale. Les recherches de ce savant confirment donc absolument celles de Braun.

---

[1] Un médecin lyonnais, Bertolus, avait trouvé il y a longtemps les
larves de Botriocéphale dans des Truites du lac de Genève et avait soup-
çonné leur véritable nature.

Parona a retrouvé récemment ces mêmes larves sur des Fera du lac
Léman (*Coregonus fera*).

Tout récemment, en 1887, Parona trouva aussi les larves du *Bothriocephalus latus* dans les Brochets et les Perches en Lombardie, et il fit sur le Chien et sur l'Homme les mêmes expériences que Zschokke, expériences qui réussirent de même parfaitement.

Un fait très intéressant sur lequel Braun insiste avec raison, c'est qu'il n'a jamais trouvé de larves de Bothriocéphale au-dessous d'une certaine taille (20 millim.) et qu'il n'a pas rencontré de forme intermédiaire entre l'embryon et cette larve, d'où la supposition que le poisson ne s'infeste pas directement par la larve ciliée, mais bien avec des larves déjà développées dans un hôte encore inconnu.

La distribution géographique du Bothriocéphale large présente des particularités curieuses ; on ne le rencontre pas un peu partout comme les deux Ténias ordinaires de l'Homme, au contraire, cette espèce est généralement cantonnée autour de certains lacs, au bord de certaines mers comme la Baltique. Sa patrie classique est la Suisse française, la région des lacs de Genève, de Neufchâtel, de Morat, de Bienne. Il était dit-on jadis très commun à Genève, mais il est probable que les statistiques anciennes confondaient cet animal avec le *T. saginata* et que pas plus de $\frac{1}{10}$ des habitants n'étaient infestés. Depuis trente ans, le Bothriocéphale a considérablement diminué de fréquence, si bien qu'il deviendrait une rareté dans ce pays. Il est certain que de tout temps il a été beau-

coup moins commun au fur et à mesure qu'on s'éloi-
gnait des lacs, qu'il devenait très rare à quatre ou cinq
lieues de là et que, plus loin, comme dans les départe-
ments français limitrophes, on n'en observait plus que
des cas isolés. Il est également rare aux bords des lacs
de Lucerne, de Zurich, de Constance et se rencontre
quelquefois près des grands lacs de l'Italie.

Le deuxième foyer important est constitué par les
bords de la Baltique, particulièrement ceux du golfe
de Bothnie ; la Finlande et la Suède sont particulièrement hantées par ce parasite et, dans la province de
Norrbotten (Suède) la moitié de la population serait
atteinte ; à Haparanda, paraît-il, il n'est pas un toit qui
n'abrite quelque porteur de Bothriocéphale. La fréquence est déjà bien moindre à Pétersbourg, à Dorpat,
à Riga et la diminution est notable pour la Pologne,
la Prusse orientale, la Poméranie, le Danemark, etc.

Ajoutons que, depuis une dizaine d'années, le Bothriocéphale a fait son apparition dans la Haute-Ba-
vière, à Munich, et différentes particularités feraient
croire que le centre d'infection est le lac de Starnberg.
— Les déjections de voaygeurs auront sans doute
souillé le lac dont les poissons arrivent sur le marché
de Munich[1].

Un fait curieux, c'est que, d'après Braun, seuls les

---

[1] E. van Beneden a signalé l'an dernier un cas de Bothriocéphale large
en Belgique.

habitants des bords immédiats de la mer, dans la province de Norrbotten, sont infestés par le Bothriocéphale large ; on pourrait d'après cela en inférer que le *Coregonus lavaretus* si voisin de la Fera des Génevois et du *Coregonus murena*, du lac Peipous, quoique marin, serait l'hôte intermédiaire du ver. — D'autres formes que les espèces citées d'ailleurs, peuvent héberger la larve de ce parasite.

En dehors des pays d'Europe, on a trouvé communément le Bothriocéphale large dans le Turkestan ; il est aussi très fréquent au Japon : dans ce dernier pays, où le Brochet est très rare, l'hôte du Bothriocéphale est le *Onchorhynchus Perryi*, poisson de la même famille que les Saumons, que l'on mange cru avec une sauce piquante.

PATHOLOGIE. — Le diagnostic du Bothriocéphale est toujours facile et il suffit pour pouvoir le porter, d'examiner un morceau de matière fécale gros comme une épingle ; il contient constamment des œufs, bien faciles à distinguer de ceux des Ténias.

Les troubles produits par la présence du Bothriocéphale large sont, d'une façon très générale fort analogues à ceux que déterminent les Ténias ordinaires de l'Homme et ceci est vrai, aussi bien pour les phénomènes locaux que pour les accidents d'ordre sympathique. Nous ne pouvons nous empêcher, cependant, de noter ici les relations que plusieurs médecins distingués ont observées entre *l'anémie pernicieuse* et la présence du Bothriocéphale dans l’intestin. Citons entre autres à ce sujet, un travail du Dr Rüneberg qui exerce la médecine à Helsingfors, c’est-à-dire dans un district où le parasite est fréquent. Sur 18 cas d’anémie grave, il put constater 12 fois la présence du ver, et l’on ne peut dire que l’anémie avait simplement procuré un terrain favorable au Bothriocéphale, car l’amélioration fut très rapide et très grande après l’administration des anthelminthiques. On peut se demander si le Bothriocéphale seul peut produire cette maladie : il est vraisemblable que non et que d’autres parasites aussi peuvent déterminer des formes graves d’anémie en troublant les fonctions intestinales et par voie réflexe. Quoi qu’il en soit, Rüneberg fait remarquer que l’anémie pernicieuse est précisément commune dans tous les pays où le Bothriocéphale est fréquent, même en Suisse [1].

PROPHYLAXIE. — La prophylaxie du parasite que nous venons d’étudier est toute indiquée par ce que nous savons de sa manière de vivre. Etant donné que la larve mène d’abord dans l’eau une vie indépendante, avant d’être avalée par l’hôte chez lequel elle

---

[1] Ces observations d’*anémie pernicieuse* produites par le Bothriocéphale ont été faites aussi par Baelz, au Japon. Tout récemment, à propos de cas observés à Pétersbourg, Schapiro a émis l’idée que la maladie était produite par une substance vénéneuse formée par les échanges organiques du parasite et qui résorbée par le sang produirait la destruction des globules rouges.

passe son état larvaire, il est clair qu'il faut empêcher les excréments humains d'arriver dans les eaux des lacs, puisque ces excréments contiennent les œufs ou les anneaux du Bothriocéphale. — C'est en prenant cette précaution que, grâce aux conseils de Carl Vogt, on a vu le Bothriocéphale diminuer de fréquence à Genève ; mais on conçoit qu'il soit bien impossible d'arriver à cet égard à quelque chose d'absolu. Il faut aussi prendre garde de ne manger le poisson qu'absolument cuit, puisque c'est par cet aliment que se fait l'entrée directe du parasite.

TRAITEMENT. — Le Bothriocéphale, quoiqu'on en ait dit, est le plus facile à expulser des Cestodes ; on ne lui oppose aucun traitement particulier.

Le Bothriocéphale cordé (*Bothriocephalus cordatus*).

Nous citons cette espèce pour mémoire seulement, car il a bien peu d'importance pour la parasitologie humaine ; elle n'a été observée, en effet, qu'une seule fois chez l'Homme, au Groënland. Ses hôtes normaux sont le Chien, chez lequel il est assez fréquent, une espèce de Phoque (*Phoca barbata*) et le Morse (*Trichechus rosmarus*). On ne connaît rien de ses particularités biologiques ; il est à supposer que son état larvaire se passe dans les poissons, étant donné le genre de vie des

Phoques et du Morse et les habitudes des habitants du pays qui mangent souvent de la chair crue.

Le *Bothriocephalus cordatus* est bien plus petit que son congénère; il mesure seulement de 30 centimètres à un mètre de longueur, les anneaux vont s'élargissant insensiblement de la tête vers la partie médiane du corps, puis ils décroissent de même, de sorte que les articles du milieu sont les plus larges (ils mesurent 7 à 8 millimètres). Son caractère distinctif est basé sur la forme de la tête d'où dérive son nom : cet organe est court, large, et creusé sur les faces dorsale et

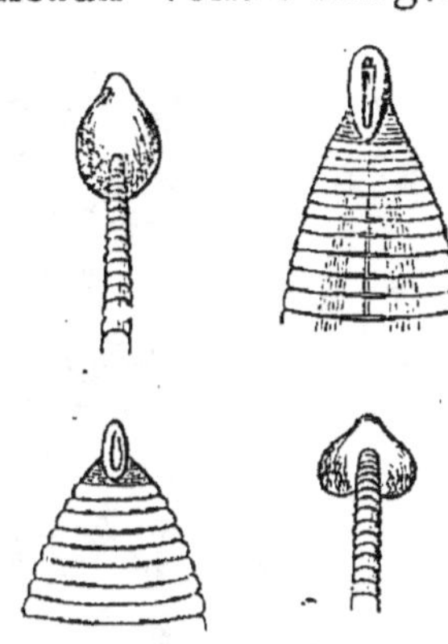

Fig. 40. — Partie antérieure du *Bothriocephalus cordatus*, d'après Leuckart.

ventrale de deux profondes dépressions, mesurant 2 millimètres et qui lui donnent à peu près la forme d'un cœur de cartes à jouer (fig. 40); il n'y a pas de cou et le corps s'élargit rapidement, d'où la forme lancéolée de sa partie antérieure.

Bothriocephalus cristatus.

Davaine a donné ce nom à une espèce fondée sur deux échantillons seulement, recueillis le premier chez un enfant né et élevé à Paris, le second chez un habitant du département de la Haute-Saône. S'agit-il là d'une espèce bien distincte ou d'une monstruosité ? Il est assez difficile de se prononcer, devant le man-

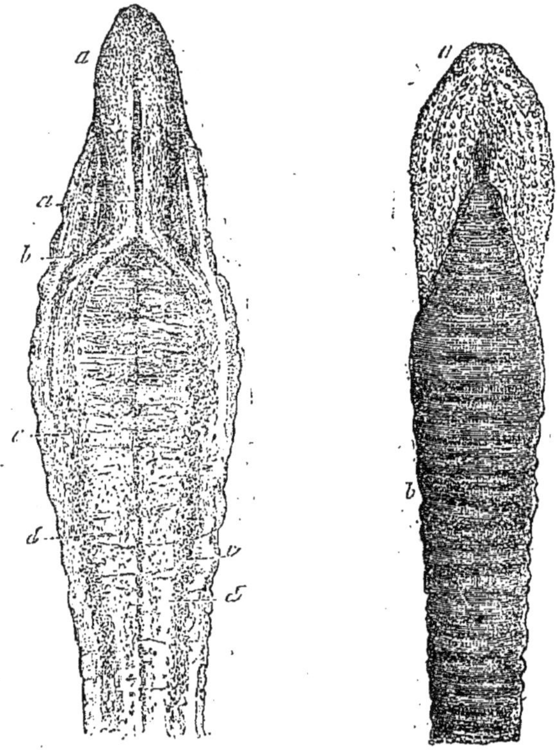

Fig. 41. — *Bothriocephalus cristatus*, d'après Davaine. — Tête, vue de face et de profil ; *a*, crête médiane ; *b*, son prolongement en arrière ; *c*, tramée externe de corpuscules calcaires, *d*, tramée interne.

que total de données histologiques, mais nous penchons volontiers pour la deuxième hypothèse en considérant les dessins donnés par Davaine et que nous reproduisons ci-contre (fig. 41).

Bothriocephalus Mansoni.

Cette espèce n'est connue jusqu'ici qu'à l'état larvaire ; elle a été découverte en 1881 par Patrick Man-

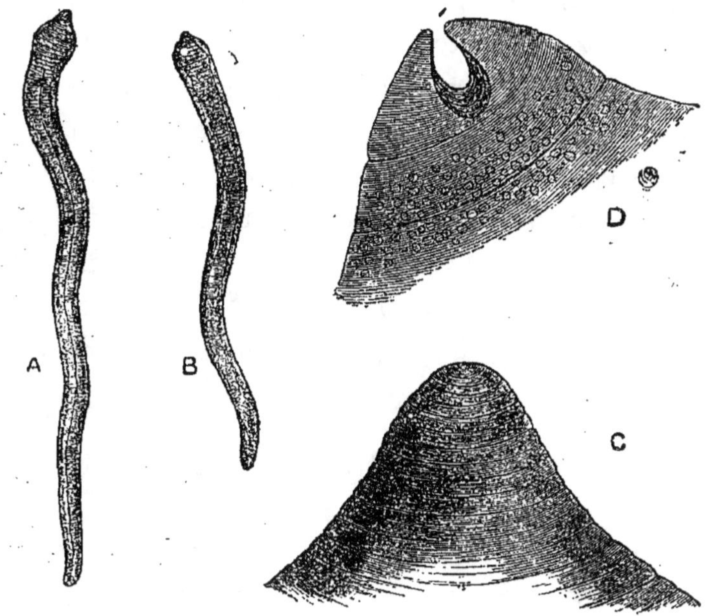

Fig. 42. — *Bothriocephalus Mansoni*, d'après Cobbold. — A, individu un
peu grossi, vu par la face ventrale ; B, individu un peu grossi, vu par
la face dorsale ; C, papille céphalique grossie 15 fois ; D, extrémité de
la papille, montrant la fossette et les corpuscules calcaires.

son, d'Amoy, le même auquel on doit des observations si intéressantes sur la Filaire du sang ; une douzaine d'individus se trouvaient, chez un chinois mort
de dysenterie à la suite d'une opération d'éléphantiasis, sous le péritoine, au voisinage de la fosse iliaque,

un seul était libre dans la cavité pleurale, à droite. Le parasite mesurait 20 centimètres et plus de longueur sur un peu plus de 2 millimètres 1/2 de large ; le corps était aplati, marqué de plis transversaux irréguliers, sans aucune trace d'organes de reproduction ; la tête était nettement marquée à la partie antérieure (fig. 42).

Leuckart rapporte un deuxième cas observé au Japon. Il est impossible, jusqu'ici, de dire la genèse de ces cestodes ; il n'est pas encore certain que ce soient des parasites normaux de l'Homme, peut-être s'agit-il là tout simplement d'une espèce bien connue à l'état parfait chez un autre hôte et qui s'est égarée chez l'Homme : il n'est pas bien rare, on le sait, de constater de ces sortes d'erreurs, de la part des animaux parasites.

LES ÉCHINORHYNQUES

Ce sont des vers ronds, qui paraissent voisins des Nématodes, bien qu'il soit difficile de se prononcer avec certitude sur leurs affinités. On peut caractériser ces animaux par l'absence d'un tube digestif et l'existence d'une trompe armée de crochets, qui leur sert d'organe de fixation et d'où l'on a tiré leur nom ; au reste tous leurs organes présentent des caractères particuliers et leur embryogénie est très compliquée. Les Échinorhynques sont des parasites permanents et présentent le phénomène des migrations.

L'espèce la plus connue est l'*Echinorhynchus gigas*, de l'intestin du Cochon, dont l'état larvaire se passe dans la larve de la Cétoine (*Cetonia aurata*); elle est assez commune en France et elle a, dit-on, été rencontrée chez l'Homme.

D'autres Échinorhynques peuvent vivre dans notre espèce : ainsi, Lambl a trouvé en 1857, à Prague, dans l'intestin d'un enfant, un Echinorhynque femelle dont les œufs étaient incomplètement développés et auquel il a donné le nom de *E. Hominis*; pour Leuckart ce serait un parasite accidentel, soit l'*E. augustatus* que l'on trouve chez de nombreux poissons d'eau douce et chez quelques espèces marines, soit l'*E. spirula*, trouvé dans plusieurs Singes et chez le Coati.

Echinorhynchus moniliformis.

D'après Grassi, les Échinorhynques, généralement rares partout, seraient assez communs en Sicile : ainsi, 40 pour cent des Cochons de ce pays hébergeraient l'*Echinorhynchus gigas*, une autre espèce ne serait pas rare chez le Chien et l'on trouverait quelquefois, dans l'intestin du Surmulot et chez le Lérotin (*Myoxus quercinus*), l'*Echinorhynchus moniliformis*, signalé comme rare chez le Campagnol des champs et chez le Hamster.

Ce dernier Échinorhynque mesure de 7 à 8 cent. de longueur ; les mâles atteignent à peu près la moitié de cette dimension.

D'après la découverte de Grassi, l'hôte intermédiaire de ce parasite est un Coléoptère, le *Blaps mucronata*, voisin de l'espèce qui vit dans nos maisons (*Blaps mortisaga*) et qu'on trouve seulement dans le midi de l'Europe. Un seul de ces insectes peut contenir plus de cent embryons de l'Échinorhynque. Il résulte des expériences du professeur de Catane que ces embryons administrés à des Rats y ont directement acquis les caractères parfaits.

Fait du plus haut intérêt et que nous devons au même naturaliste italien, l'*Echinorhynchus moniliformis* peut se développer chez l'Homme lui-même. Calandruccio, élève de Grassi, en ayant ingéré des embryons, constata leur maturité sexuelle au bout d'un peu plus d'un mois. Dans l'observation publiée par ces deux auteurs, on constata, comme symptômes, de fortes douleurs abdominales exaspérées par la pression, un peu de diarrhée, de forts tintements d'oreille et une grande lassitude. Les parasites furent expulsés à l'aide de l'extrait éthéré de fougère mâle, mais les douleurs ne cessèrent pas par le fait de l'expulsion et elles persistèrent encore pendant deux jours ; le deuxième jour le patient souffrit d'une forte attaque de fièvre, puis tous les symptômes disparurent.

NÉMATODES

Le groupe des Nématodes est absolument distinct des Trématodes et des Cestodes : les vers parasites qui le composent sont toujours des animaux inarticulés, au corps cylindrique, dépourvu d'appendices locomoteurs ; ils possèdent toujours un tube digestif.

Tandis que tous les Trématodes et tous les Cestodes sont parasites, un grand nombre de Nématodes mènent la vie libre et, fait remarquable, quelques-uns semblent même pouvoir vivre indifféremment à l'état de liberté ou sous les conditions du parasitisme.

Ascaride lombricoïde (Ascaris lombricoides).

L'Ascaride lombricoïde femelle mesure de 20 à 25 centimètres de longueur sur 5 à 5 mill. 1/2 de diamètre; le mâle est plus petit, n'atteignant que 15 à 17 centimètres de long sur 3 millimètres environ d'épaisseur : il est reconnaissable à son extrémité caudale recourbée. Le corps de ce parasite est d'ordinaire d'un blanc laiteux; ses téguments sont fort épais; il est ferme et peut présenter des mouvements rapides grâce à la puissance de ses couches musculaires.

C'est l'espèce de Nématode que l'on trouve le plus souvent chez l'Homme : sa taille, sa forme, l'épaisseur de ses téguments, la coloration rosée qu'elle présente quelquefois, la font vulgairement appeler du nom impropre de Lombric, qui désigne le ver de terre. Cet animal se rencontre dans tous les pays ; on le trouve de préférence dans le tube digestif des enfants ; il vit rarement seul, on le trouve parfois en grand nombre chez le même individu.

Il peut arriver que la présence des Ascarides passe inaperçue ou qu'ils se révèlent par des symptômes insignifiants, mais les cas sont nombreux où des désordres graves en sont la suite. Ce sont alors des troubles d'origine nerveuse analogues à ceux dont nous avons parlé à propos des Cestodes, mais plus fréquents, plus graves, parfois très intenses et la mort même peut en être la conséquence.

C'est surtout chez les enfants que l'on peut observer toute la série des phénomènes morbides : convulsions, congestion cérébrale, abaissement de la température, voire même arrêt de la respiration, qui amène la mort si on n'aide aux actes respiratoires du patient — et, par parenthèse, si la médecine populaire est encline à exagérer l'influence des « Vers » dans les maladies de l'enfance, il est à regretter que les médecins n'en tiennent pas plus souvent compte et n'y songent souvent qu'en dernier ressort. — Quoi qu'il en soit, il est facile de se débarrasser d'hôtes qui peuvent devenir très dangereux et tout le monde sait que le *semen-contra* et surtout une substance qui en est retirée, la *santonine*, constituent un remède qui n'est jamais en défaut. Il est important de noter à ce propos que, l'on a constaté à plusieurs reprises, l'apparition de symptômes nerveux graves, aussitôt après l'administration de la santonine : dans un travail déjà ancien, nous ʒavons émis l'idée que ces phénomènes inattendus se présentaient surtout quand les Ascarides sont nombreux et qu'ils sont probablement dus à l'ingestion d'une dose trop forte du médicament. La santonine irritant fortement les vers, détermine chez eux des mouvements intenses contre les parois de l'intestin grêle, d'où répercussion violente sur les centres nerveux; il faut donc prendre garde d'employer la drogue à dose fractionnée et d'en répéter l'administration plusieurs jours de suite.

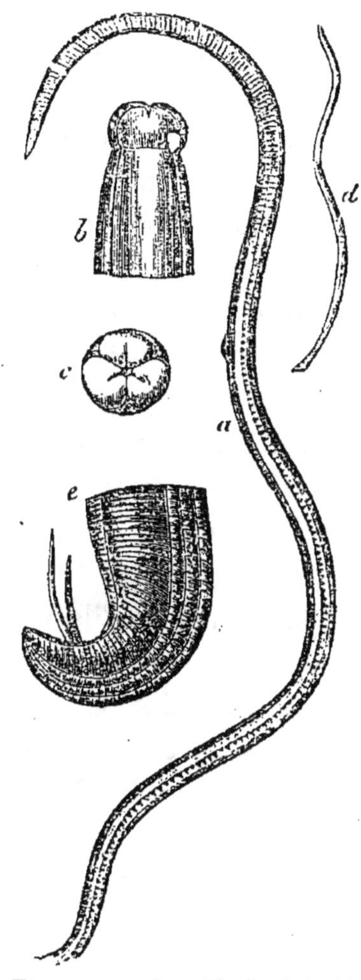

Fig. 43. — Ascaride lombricoïde femelle, de l'Homme. b, son extrémité antérieure grossie, vue de côté ; c, la même vue de face, montrant la bouche au centre, entourée de trois mamelons ayant chacun un sillon, qui empiète sur leur angle interne ; c, l'extrémité postérieure grossie ; d, un individu mâle de grandeur naturelle.

Bien que les Ascarides n'aient point de tendance à quitter leur séjour normal, on les voit cependant quelquefois se porter hors de l'intestin, soit par leurs propres mouvements, soit qu'ils aient été chassés par les contractions intestinales. Dans ces cas, ils quittent leur séjour habituel par une voie naturelle ou par une ouverture accidentelle, et cette migration s'accomplit pendant la vie aussi bien qu'après la mort du sujet. Il ne faut pas croire, en effet, que les vers rencontrés à l'autopsie dans un organe s'y trouvaient nécessairement pendant la vie du malade. Les mouvements de ces animaux sont assez énergiques pendant les quelques heures qui précèdent le refroidissement du cadavre pour qu'ils puissent se transporter hors de leur séjour normal.

Remontés dans l'estomac, l'œsophage, le pharynx, les Ascarides ne tardent pas à être expulsés par le vomissement que leur présence détermine; ils peuvent s'introduire dans le larynx et causer une suffocation mortelle : ce dernier cas a été plus souvent observé chez les enfants; de même le conduit pancréatique et les voies biliaires peuvent être envahis par ces animaux, mais il est absolument inexact qu'ils puissent déterminer des perforations intestinales ou autres.

Comment l'Ascaride lombricoïde arrive-t-il chez l'Homme ? Il est certain que l'œuf évolue dans l'eau, mais on ne l'a pas vu éclore dans ce milieu et l'embryon, sans pouvoir sortir de sa coque, peut y rester

vivant pendant longtemps (5 ans d'après Davaine);
pour beaucoup d'auteurs, il n'y aurait pas d'hôte
intermédiaire et l'embryon, arrivé dans l'intestin, s'y
développerait directement; pour d'autres il existe un
hôte intermédiaire, qui est à chercher. Tout récemment,
un helminthologiste distingué, von Linstow, a indiqué
comme hôte intermédiaire le *Julus guttulatus*.

C'est un petit Myriapode aveugle, très commun

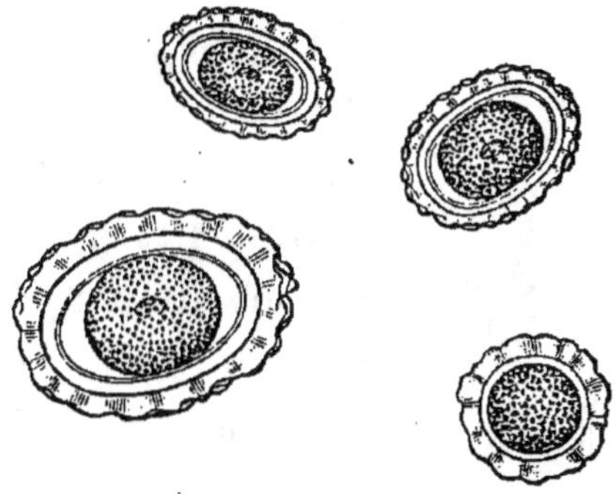

Fig. 44. — Œufs d'Ascaris lombricoides.

dans les jardins où il se nourrit de fruits, de graines et
de matières animales en putréfaction; d'après l'auteur
allemand, il avale les œufs d'Ascarides dans les
excréments, digère leur coque et met l'embryon en
liberté : l'Homme avale le myriapode en mangeant
les fruits tombés, dans les fissures desquelles il pénètre
fréquemment, les fraises dans lesquelles il se loge, etc.,
et du même coup il s'infeste des larves du ver. L'idée
de von Linstow est très séduisante et même vraisem-

blable, mais il est possible que ce ne soit pas la seule manière dont l'Ascaride arrive chez l'Homme : il est loin d'être démontré que le transport ne puisse pas se faire par l'eau et que le développement ne soit pas direct, comme il l'est pour l'Ascaride du Chien.

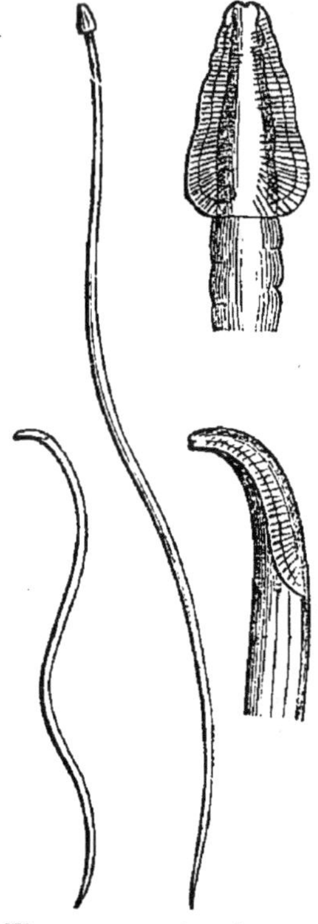

Fig. 45. — *Ascaris mystax*, d'après van Beneden. — *a*, mâle ; *b*, femelle, *c d*, expansions aliformes de la partie antérieure, vues de face et de profil.

Une espèce d'Ascaride beaucoup plus petite que l'*Ascaris lombricoïdes* est l'*Ascaris mystax* (fig. 45), caractérisé par deux courtes ailes membraneuses qui se trouvent aux côtés de la tête et lui donnent l'aspect d'une pointe de flèche. On trouve très fréquemment ce parasite dans l'intestin du Chat et chez le Chien [1]; il peut déterminer par sa présence chez ces animaux, des symptômes nerveux très graves, d'autant qu'il s'y trouve souvent en grand nombre. Il a été observé chez l'Homme, mais très rarement, et le professeur Grassi veut

[1] On fait quelquefois, sous le nom de *A. marginata*, une espèce distincte avec la forme qui habite le Chien et qui ne diffère que par une taille un peu supérieure, de celle qui vit chez le Chat.

même le rayer de la liste des parasites humains :
il l'a cherché inutilement chez un
grand nombre de personnes et n'a pu
faire vivre dans son propre intestin
des animaux de cette espèce pris chez
le Chat. L'occurrence possible de cet
animal chez l'Homme ne semble cependant pas douteuse.

Citons enfin l'*Ascaris* appelé *mari-
tima* par le professeur Leuckart : il
n'est connu que par une seule femelle
non sexuée trouvée chez un Grœn-
landais et semble voisin de l'*Ascaris
mystax*.

L'Oxyure (Oxyuris vermicularis).

Les Oxyures sont de petits vers
blancs dont les femelles (fig. 46)
mesurent près d'un centimètre de long
sur moins d'un millimètre de diamètre ; les mâles (fig. 47) ne mesurent que
2 à 3 millimètres 1/2 de longueur,
ils ont l'extrémité postérieure du corps
enroulée en spirale, comme beaucoup d'autres mâles de Nématodes.

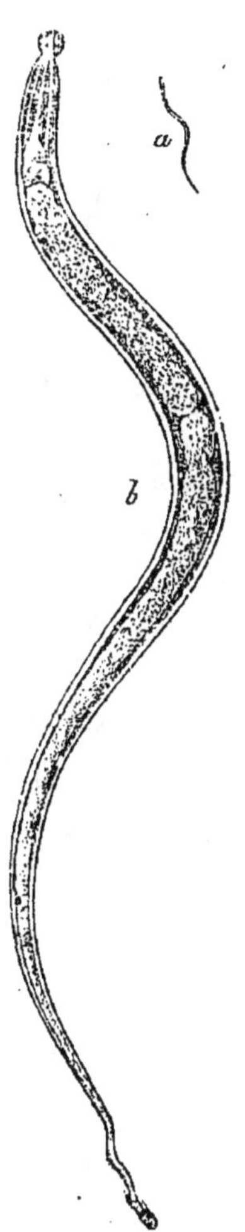

Fig. 46. — *Oxyu-
ris vermicularis* fe-
melle. — *a,* de
grandeur natu-
relle ; *b,* grossie.

Ces parasites sont principalement fréquents chez les enfants et ils se tiennent, au moins, à l'époque de

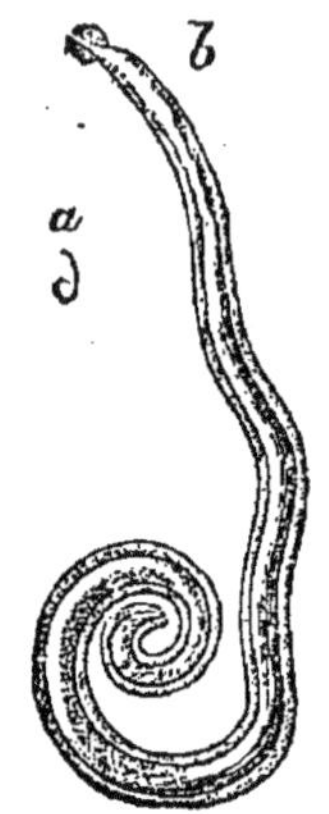

Fig. 47. — *Oxyu-rus vermicularis* mâle.

la ponte, dans la partie inférieure du rectum, leur jeunesse se passe dans l'intestin grêle. Ils déterminent, quand ils sont en nombre, des phénomènes locaux désagréables, tels que le ténesme et un prurit insupportable, qui présentent cette particularité de revenir périodiquement aux approches de la nuit, principalement quand le malade vient de se mettre au lit. Des symptômes nerveux variés ont été aussi quelquefois observés chez des personnes atteintes de ce parasite.

On a cru longtemps que l'oxyure pouvait se multiplier dans son hôte et on expliquait ainsi comment il pullulait chez certains individus et y persistait indéfiniment ; il est vraisemblable qu'il n'en est rien et que les embryons, développés dans l'eau, arrivent par la boisson ou encore par les ongles portés à la bouche quand les malades se sont grattés sous l'influence du prurit anal ; il est certain qu'il n'y a pas d'hôte intermédiaire et que le développement est direct. L'évolution est très rapide : Leuckart et trois de ses élèves ayant avalé des œufs d'Oxyure, rendaient 15 jours après des Oxyures longues de 6 à 7 millimètres.

On ne se débarrasse parfois des Oxyures, qu'avec

beaucoup de difficulté parce que l'on ne songe pas à
éloigner la cause d'infestation ; on déloge ces animaux
par des vermifuges, des purgatifs, des lavements variés
qu'il faut répéter pendant assez longtemps ; on fait
cesser le prurit anal par une injection d'huile qui force
le parasite à remonter plus haut dans l'intestin.

Strongylus gigas.

C'est le plus grand des Nématodes connus, il est de
couleur rouge : la femelle peut atteindre de 20 centimètres à 1 mètre de long, sur 5 à 12 millimètres de
diamètre ; le mâle a des dimensions moitié moindres.

On a rencontré cet animal à l'état parfait chez différents Carnassiers, le Loup, le Chien, le Renard, la
Marte, le Putois, le Phoque, la Loutre, le Vison
d'Amérique, on le signale également chez le Cheval et
le Bœuf ; il vit d'ordinaire dans le rein, dont il détruit
complètement la substance en déterminant naturellement l'apparition de symptômes très graves. Il peut
rompre quelquefois l'enveloppe de cet organe et tomber dans la cavité péritonéale, ou encore gagner la
vessie.

La plupart des observations ayant trait au parasitisme de cet animal chez l'Homme sont si défectueuses
et la description donnée du parasite dans tous ces cas
est tellement insuffisante, qu'on aurait pu se demander

sérieusement si le Strongle géant a bien été rencontré dans notre espèce. R. Blanchard en a fait connaître tout récemment un cas authentique observé à Bucka-rest en 1879 ; le Strongle géant conservé dans les collections de cette ville a été trouvé dans la vessie, mais malheureusement on ne possède aucun renseignement clinique à son sujet[1]. R. Cannon a signalé un autre cas, en 1887, chez un enfant, au Chili.

On ne connaît pas l'histoire complète de cet animal qui est d'ailleurs rare ; le professeur Balbiani a vu que l'embryon se développe dans l'eau ou dans la terre humide, mais qu'il ne peut sortir de sa coque ; il a aussi observé que, contrairement à ce qui se passe pour beaucoup d'autres Helminthes, cet embryon périt quand il se trouve à sec pendant plusieurs jours. Les tentatives de ce savant pour mener plus loin ses observations n'ont pas abouti, car la larve n'éclot pas dans le tube digestif des animaux chez lesquels on trouve le Strongle à l'état parfait, pas plus que chez divers Poissons et Batraciens. Il est donc très vraisemblable que l'éclosion a lieu dans un animal inconnu encore, qui sert d'hôte intermédiaire.

Plusieurs auteurs partant de cette observation que le Phoque, la Loutre et le Vison, chez lesquels on trouve plus fréquemment le Strongle géant, sont des animaux

---

[1] Un autre individu provenant du rein d'un homme est conservé dans le Museum du Collège royal des chirurgiens d'Angleterre.

ichthyophages, sont portés à admettre que la larve de ce parasite vit chez les poissons.

C'est en Hollande et en France que l'on a plus souvent observé le Strongle géant chez les animaux ; mais à Paris, où les cas sont le plus nombreux, il ne se rencontre encore que très rarement. On a trouvé aussi cet animal en Italie, en Allemagne et en différentes contrées d'Amérique.

Strongylus paradoxus.

C'est un petit Strongle de couleur blanche ou brunâtre, filiforme, bien caractérisé par la forme particulière de l'extrémité du corps chez le mâle. La femelle adulte mesure au plus 2 centimètres de longueur, le mâle atteint à peu près la moitié de cette dimension. Les œufs contiennent un embryon tout à fait développé au moment de la ponte.

Ce parasite est connu depuis longtemps dans les bronches du Cochon ; on l'a trouvé chez cet animal en différents pays et notamment en France ; il est connu aussi chez le Sanglier. C'est le même animal que Dujardin a décrit sous le nom de *St. elongatus*.

Le *Strongylus paradoxus* peut produire des désordres graves quand il existe en quantité notable dans l'appareil respiratoire : les lésions qu'il détermine offrent les caractères histologiques d'une pneumonie, mais on ne peut en méconnaître longtemps la véritable nature, grâce à la présence des œufs du parasite dans les foyers inflammatoires ou purulents.

L'étude d'espèces voisines de celle-ci a montré aux différents observateurs que les embryons ne peuvent se développer dans les bronches, mais qu'ils sont rejetés avec les mucosités ; ils peuvent vivre des mois entiers dans l'eau et ne perdent pas leur vitalité par la dessiccation, prolongée même pendant un an. C'est sans doute par les boissons et les fourrages qu'ils pénètrent dans l'organisme, mais l'on ne peut dire encore si l'intermédiaire d'un hôte est nécessaire et comment ils arrivent dans le poumon.

La première observation de cet animal chez l'Homme fut faite en 1845 à Klausenburg, en Transylvanie, par un médecin militaire autrichien, qui le trouva en quantité dans le poumon d'un enfant de six ans, mort d'une affection indéterminée. Ce Ver fut étudié par Diesing qui, le croyant nouveau, lui donna le nom de *S. longevaginatus.*

Cette année même, M. Johannès Chatin, dans une intéressante communication à l'Académie de médecine, a fait connaître une deuxième observation, dans laquelle il s'agissait d'un habitant d'Oloron (Basses-Pyrénées) atteint de troubles gastro-intestinaux et dans les déjections duquel on avait trouvé deux fois ce Ver.

Il est à remarquer que, dans l'observation de M. Chatin, le parasite vivait dans l'intestin alors que, dans celle faite à Klausenburg, il se trouvait dans le poumon, c'est-à-dire dans les mêmes conditions que chez le Cochon. Quelle est la signification de ce fait, car il est difficile d'admettre que le parasite soit, à ce point, indifférent au milieu ? Doit-on, ce dont je doute fort, le comparer à ce qui se passe pour le *Rhabdonema nigrovenosum*, qui vit alternativement sous deux formes différentes, dans le poumon et dans l'intestin des Batraciens de nos pays ? C'est ce qui n'a pas été recherché.

Quoi qu'il en soit, il ne paraît pas que ce Strongle soit bien redoutable dans l'intestin, à moins qu'il ne s'y trouve en très grande quantité, étant donné que sa bouche est dépourvue d'armature. Mais il n'en serait pas de même dans le poumon, si l'on en juge par les lésions qu'il détermine chez le Cochon.

L'Anchylostome (*Anchylostomum duodenale*).

L'Anchylostome est encore un parasite important pour la pathologie humaine ; comme pour beaucoup de parasites, son aire de dispersion est extrêmement répandue : il est connu dans beaucoup de pays d'Europe (Italie, Autriche, Allemagne, France, etc.) ; il est commun en Egypte, en plusieurs parties de l'Asie et en Amérique [1].

[1] L'Anchylostome vient d'être découvert à Madère et S. A. le prince de Monaco m'en a fait voir de nombreux individus qu'il a rapportés de cette île.

C'est un petit animal de couleur blanche, long seulement de 10 à 15 mill., que l'on reconnaît de suite à la dilatation en forme de cloche qui termine le corps du mâle. La bouche porte quelques dents de nature chitineuse (fig. 48 et 49).

L'Anchylostome habite l'intestin grêle, comme son nom l'indique, il devient nuisible par suite de son extrême abondance chez un même individu. Grâce à son armature buccale, il peut entamer la muqueuse du tube digestif et blesser les vaisseaux sanguins pour prendre les globules dont il se nourrit : ces saignées, infiniment petites, mais répétées souvent et quelquefois par un nombre prodigieux de parasites, doivent être la principale cause des phénomènes morbides que l'on observe alors et qui, d'une façon générale, peuvent être rapportés à une profonde anémie dont la mort est souvent la conséquence.

L'animal, observé d'abord à Milan, était connu depuis 1838, lorsque l'attention du monde savant fut plus particulièrement attirée sur lui par le professeur Perroncito, de Turin ; ce savant démontra que l'Anchylostome était la cause

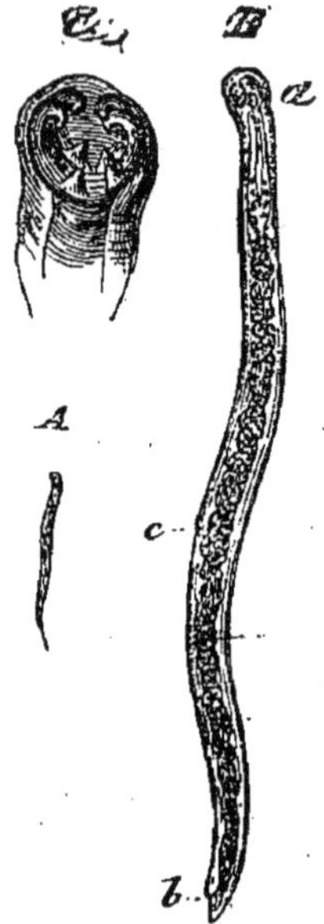

Fig. 48. — *Anchylostomum duodenale*, femelle. — A, grandeur naturelle. — B, la même grossie : *a*, extrémité céphalique ; *b*, extrémité caudale ; *c*, orifice vulvaire ; C, extrémité céphalique fortement grossie pour montrer la disposition de l'armature buccale.

d'une maladie fréquente parmi les ouvriers qui travaillaient au percement du Saint-Gothard, maladie présentant tous les caractères d'une anémie telle que nous venons de l'énoncer. Les symptômes de cette affection étaient tellement semblables à ceux de la maladie bien connue sous le nom d'*anémie des mineurs* par les médecins de Valenciennes, qui avaient trop souvent l'occasion de l'observer sur les ouvriers des mines d'Anzin, que nous écrivîmes à Perroncito pour lui signaler ce rapprochement, en lui envoyant les publications de Manouvrier sur ce sujet. Le savant italien vint trouver l'Anchylostome aux mines de Saint-Etienne quelques années après, et l'étudia aussi

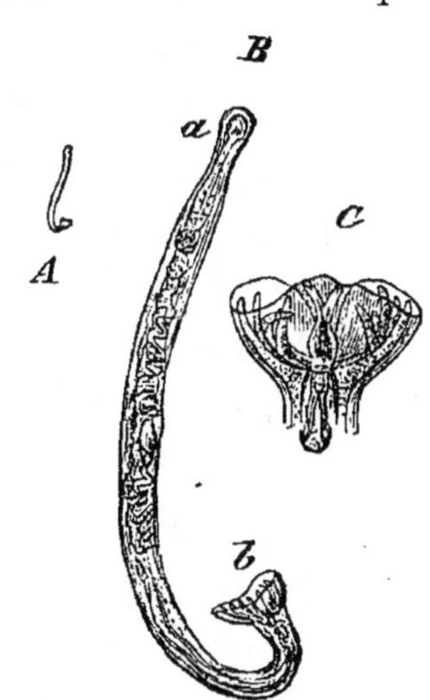

Fig. 49. — *Anchylostomum duodenale*, mâle. — A, grandeur naturelle, B, le même grossi:—*a*, extrémité céphalique; *b*, extrémité caudale; C, extrémité caudale, fortement grossie pour montrer la disposition de la bourse et des rayons qui la soutiennent.

aux mines d'Anzin où il a été revu depuis ; ajoutons, pour citer toutes les localités françaises, que l'Anchylostome existe aussi aux mines de Commentry.

Les ouvriers des mines d'autres pays ne sont pas à l'abri de ces parasites, ceux des mines d'or de Chemnitz en Hongrie, des houillères de Liège, de Mons et du bassin d'Aix-la-Chapelle, en sont également infestés et il est bien probable qu'on les retrouvera en beaucoup d'autres points, dans des conditions analogues.

Il ne faudrait pas croire, cependant, que les mineurs seuls soient exposés aux attaques de l'Anchylostome; on retrouve cet animal chez d'autres catégories d'ouvriers : ainsi il est fréquent en Italie chez les ouvriers qui travaillent dans les rizières, et *l'anémie des briquetiers* et des tuiliers, observée aux environs de Cologne et de Bonn, n'aurait pas d'autre origine.

Un certain nombre de maladies fréquentes dans les pays chauds, telles que *l'anémie intertropicale*, la *chlorose d'Egypte*[1], la cachexie aqueuse ou *mal-cœur* des esclaves noirs aux Antilles, etc., sont probablement produites aussi par le même animal.

On sait maintenant comment l'Anchylostome arrive chez l'Homme, aussi est-il devenu facile de se prémunir contre son introduction dans l'organisme. Les œufs pondus par la femelle dans l'intestin de l'Homme et rejetés avec les excréments évoluent au sein de ces matières ou dans la terre humide; la larve, après son éclosion, subit plusieurs mues à la suite desquelles se forme autour d'elle une sorte de coque flexible, qui ne gêne en rien ses mouvements et sans laquelle elle ne pourrait vivre dans l'eau. Elle peut ainsi séjourner assez longtemps soit dans la vase, soit dans les flaques d'eau où elle a

---

[1] La moitié de la population pauvre, en Egypte, est atteinte de cette maladie; au dire de Bilharz, il est exceptionnel, au Caire, de faire des autopsies sans rencontrer l'Anchylostome.

pu être entraînée, jusqu'à ce que, avec la boue qui souille les mains ou des objets qu'on porte à la bouche, —pour le cas de certaines catégories d'ouvriers comme les briquetiers, ou avec l'eau de boisson, pour d'autres, comme les mineurs, le jeune animal arrive dans l'intestin, où il lui suffit de quelques semaines pour prendre les caractères de l'adulte.

Il faut noter que l'Anchylostome arrive ainsi *directement* chez l'Homme, sans passer par aucun hôte intermédiaire. Il est probable que quelqu'une des formes que revêt cet animal pendant qu'il vit en dehors de l'organisme correspond à la phase larvaire qu'un très grand nombre de parasites subissent chez un hôte intermédiaire.

Il est très facile, dans les mines, de s'opposer à la propagation de l'Anchylostome, en empêchant les mineurs de disséminer leurs excréments dans les galeries, par la création de fosses d'aisances mobiles qui ne puissent contaminer les eaux servant de boisson. C'est par des mesures de cette nature que la maladie produite par l'Anchylostome a pu disparaître complètement de Chemnitz. Les ouvriers des rizières et ceux qui travaillent la terre humide seraient également préservés s'ils prenaient les mêmes précautions, et il n'est pas douteux que les anémies des pays chauds dues à la même cause, disparaîtraient si l'on ne faisait usage que de l'eau préalablement bouillie ou filtrée ou de toute autre eau qui, pour une raison quelconque, n'a pu être contaminée.

Le traitement de l'anémie produite par l'Anchylostome est très simple : il faut déloger le parasite, soustraire le malade aux causes d'infection et faire le traitement des symptômes, en relevant les forces, si la maladie est confirmée. L'expérience a montré que l'extrait éthéré de fougère mâle était l'anthelminthique qui réussissait le mieux dans ce cas. Il va de soi que, les œufs du parasite ne pouvant se développer qu'en dehors de l'organisme, la maladie cesse d'elle-même par la mort de l'Helminthe, au bout de un an ou de deux ans au maximum, si le malade est soustrait aux causes de l'infection.

Le Trichocéphale (*Trichocephalus hominis ou T. dispar*).

C'est un ver qui s'observe chez les individus de tout âge, sauf peut-être chez les très jeunes enfants; la femelle peut atteindre 5 centimètres de longueur, mais à première vue, en place dans l'intestin, par exemple, elle semble beaucoup plus petite, parce que sa partie antérieure est excessivement grêle et engagée dans la muqueuse. Le corps est donc formé dans cette espèce de deux portions distinctes : l'une, longue d'environ deux centimètres, sur un diamètre de un millimètre et plus, bourrée d'œufs, l'autre beaucoup plus longue ne mesurant pas plus de 135 μ de largeur. Le mâle est un peu plus petit que la femelle, il en diffère parce que la portion terminale de son corps est enroulée en spirale, particularité que présente d'ailleurs le même sexe chez beaucoup de Nématodes (fig. 50).

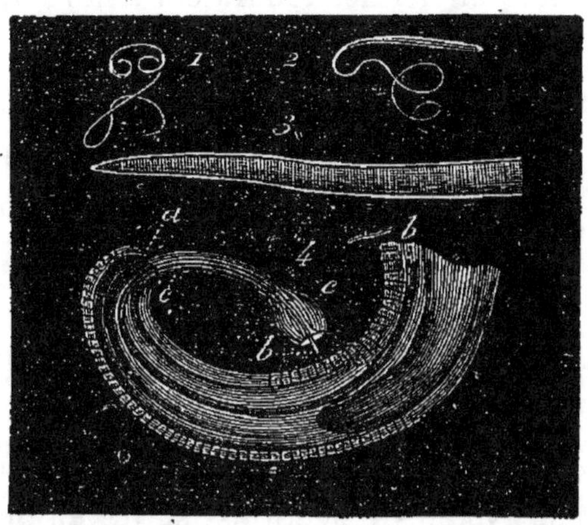

Fig. 50. — Trichocéphale de l'Homme. — 1, mâle, grandeur naturelle; 2 femelle, grandeur naturelle; 3, extrémité céphalique grossie; 4, extrémité caudale du mâle, grossie; *bb*, simple, *cc*, gaine du spicule.

Le Trichocéphale est encore un ver cosmopolite et il n'est vraiment rare nulle part. L'usage de l'eau filtrée l'a rendu certainement moins commun dans les grandes villes, mais, au commencement du siècle, on le rencontrait dans toutes les autopsies à Paris, et plus récemment, Davaine le trouvait encore au moins dans la moitié des cas. Des observations analogues ont été faites un peu partout.

Ce parasite, connu seulement depuis un peu plus, d'un siècle (1760), habite normalement le cœcum, où on le trouve d'ordinaire avec la tête enfoncée dans la mu-queuse ; il ne détermine d'ailleurs aucune lésion locale et il est très généralement inoffensif, même dans les cas où on le trouve par centaines. Quelques observations déjà assez anciennes tendraient à faire admettre, toutefois, qu'il n'en est pas toujours ainsi et que, dans certains cas, rares à la vérité, il pourrait produire des troubles cérébraux simulant parfois la méningite. On sait que des phénomènes réflexes analogues peuvent être déterminés par la présence dans l'intestin de divers autres parasites.

Il a été démontré de la façon la plus nette que le Trichocéphale pouvait se transmettre directement par les œufs, sans passer par un hôte intermédiaire. L'œuf, expulsé avec les déjections, se développe lentement et peut même conserver sa vitalité pendant des années entières : il est admirablement adapté pour résister aux variations extérieures et se développe plus ou moins vite, ou reste complètement stationnaire, selon les conditions dans lesquelles il se trouve ; ce sont là d'ailleurs des particularités que présentent, à des degrés divers, plusieurs espèces de parasites.

Comme c'est dans l'eau que l'œuf se développe, c'est par l'eau qu'il est introduit dans l'organisme ; il est donc facile de s'en préserver en filtrant l'eau de boisson.

Le Trichocéphale de l'Homme se rencontre aussi chez un grand nombre de Singes et chez les Lémuriens.

La Trichine
(*Trichina spiralis*).

Grâce au bruit qui s'est fait à plusieurs reprises, autour de cet animal, tout le monde connaît, de nom du moins, ce parasite dangereux. C'est peut-être, de tous, celui dont l'histoire est le mieux connue.

La Trichine à l'état parfait peut vivre dans l'intestin d'un certain nombre de Mammifères et on la trouve à l'état larvaire, au sein des muscles striés des mêmes

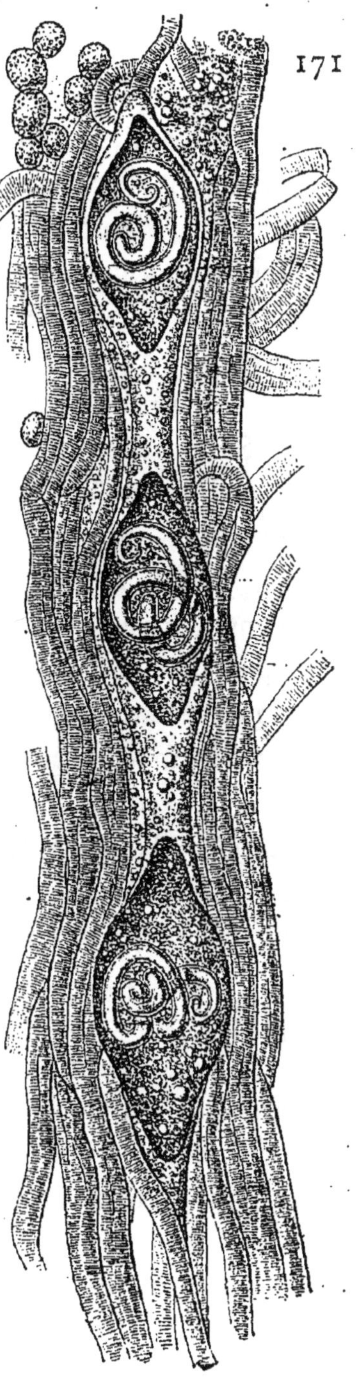

Fig. 51. — Kyste pluriloculaire formé de trois loges superposées, renfermant chacune une Trichine et séparées par du tissu kystique en voie de dégénérescence graisseuse. Sa couche pariétale n'est nettement distincte que dans la partie supérieure du kyste. Vers le côté droit de la loge supérieure on voit s'effectuer un travail inflammatoire dans le tissu ambiant. (D'après J. Chatin.)

animaux; il est rare qu'elle habite d'autres tissus. La larve (fig. 51) est absolument invisible à l'œil nu; l'adulte, bien que mesurant environ un demi-centimètre de longueur, est difficile à trouver au milieu des matières intestinales, à cause de son extrême ténuité. La Trichine est vivipare : une femelle qui pond pendant plus d'un mois met au monde plusieurs milliers de petits.

Supposons qu'un Mammifère vienne de manger un morceau de viande qui contient des larves de Trichine et voyons ce qui va se passer. Les jeunes animaux, mis en liberté par l'action des sucs de l'estomac qui dissolvent le kyste dans lequel ils sont enfermés, passent dans l'intestin où leur évolution est tellement rapide, qu'en peu de jours ils ont atteint la taille de l'adulte avec la maturité sexuelle : les œufs éclosent à l'intérieur du corps de la mère et la ponte commence. Il importe de noter que les petites Trichines ne sont pas rejetées au dehors avec les excréments, du moins en est-il ainsi pour la plus grande partie d'entre elles : au fur et à mesure qu'elles viennent au monde, elles s'empressent de quitter l'intestin en traversant la paroi du tube digestif. Elles arrivent aux muscles passivement, grâce au cours du sang quand elles pénètrent dans les vaisseaux, ou bien encore d'une manière active en suivant le tissu conjonctif qui enveloppe les viscères.

Arrivée dans le muscle qui lui convient, la jeune Trichine s'arrête, s'enroule en spirale et l'organisme de l'hôte forme autour d'elle, comme autour de tout corps étranger, une sorte de kyste, une enveloppe de nature conjonctive, qui l'isole des tissus environnants (fig. 52).

C'est dans ce kyste que l'animal va rester à l'état larvaire, jusqu'à ce qu'il soit amené dans l'estomac

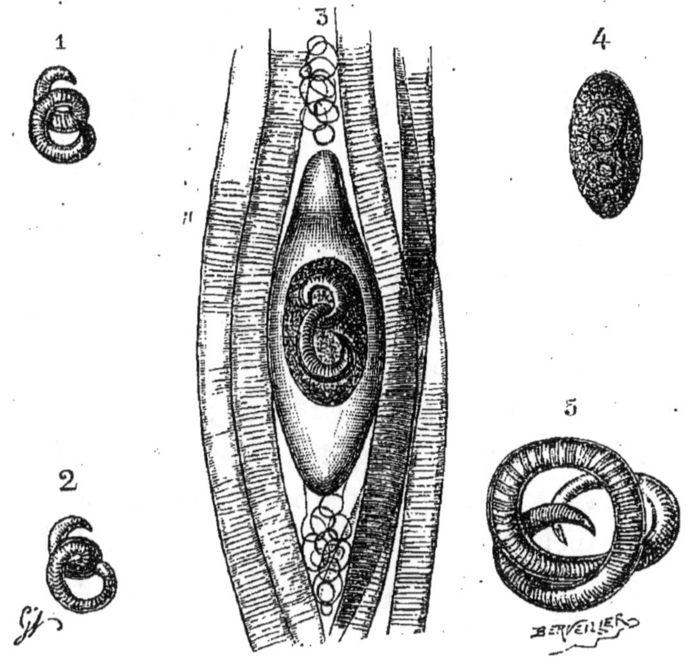

Fig. 52. — Trichine. — 1 et 2, Trichines déjà parvenues dans le tissu musculaire, mais non encore enkystées; 3, Trichine enkystée dans le tissu musculaire; 4, kyste dépouillé de son enveloppe; 5, Trichine extraite du kyste et très grossie.

d'un hôte approprié ; il ne peut acquérir sans cela l'état parfait. Il y a donc ici une variante importante à ce que nous avons vu jusqu'ici pour tous les autres parasites, puisque les petits issus des Trichines qui habitent l'intestin, vont infester les muscles de l’hôte qui héberge leur mère, au lieu d’aller habiter un autre animal; mais ces petits ne peuvent en aucun cas devenir sexués dans l’animal chez lequel ils ont pris naissance. Il se passe donc ici, normalement, ce qui arrive très accidentellement pour le *T. solium;* on se rappelle que, dans certains cas, les embryons de cet animal éclosent dans l’hôte chez lequel vit le Tænia et peuvent acquérir leur état larvaire dans les tissus de l’Homme.

Les Trichines enkystées dans les muscles des animaux peuvent y conserver longtemps toute leur vitalité; on a même dit qu’elles étaient capables d’y vivre plusieurs années, mais les chiffres extrêmes donnés à cet égard sont sujets à discussion; toutefois, elles finissent par entrer en dégénérescence, s’encroûtent de matières calcaires et meurent. Il est bon de savoir aussi qu’elles peuvent vivre longtemps encore après la mort de leur hôte et qu’on les a même trouvées intactes dans la chair putréfiée.

L’on a constaté *expérimentalement* que de nombreux Mammifères peuvent être infestés par la Trichine, mais il n’en est pas ainsi à l’état normal et le nombre des espèces qui sont infestées sous cette dernière condition est assez restreint. Les hôtes habituels du parasite sont les petits Rongeurs, Rats et Souris, qui le gagnent en se mangeant entre eux : si l’un de ces petits animaux meurt ou devient malade par suite de l’invasion des Trichines, les autres le mangent et, suivant le mode que nous avons exposé, le ver a vite fait de se reproduire dans leur intestin et ses descendants envahissent leurs muscles.

C'est en mangeant les rongeurs morts ou malades qu'il peut rencontrer que le Cochon s'infeste à son tour et l'on sait que c'est ce dernier animal qui donne la Trichine à l'Homme dans presque tous les cas. Les choses, bien entendu, se passent exactement pour l'Homme comme pour les animaux : les larves enkystées dans la chair du Cochon se développent dans son intestin et leurs petits gagnent l'appareil musculaire.

PATHOLOGIE. — L'envahissement des muscles par la Trichine peut déterminer des phénomènes pathologiques très graves et souvent mortels, que de nombreuses épidémies ont bien fait connaître et qui s'expliquent parfaitement quand on songe à la manière dont ces parasites se comportent dans l'organisme.

Les symptômes sont naturellement en rapport avec le nombre des parasites ingérés : citons d'abord des troubles intestinaux qui peuvent se produire dans les vingt-quatre heures, malaise, éructation, vomissements, diarrhée avec coliques. Rarement tous ces symptômes sont assez exagérés pour faire penser à une attaque de choléra. En même temps, des phénomènes d'ordre réflexe se montrent le plus souvent, tels que sensations désagréables du côté du goût et une sorte d'engourdissement musculaire caractéristique. Au bout de quelques jours, on remarque aussi du gonflement aux paupières et au visage.

Tous ces phénomènes sont directement ou indirectement produits par la présence des Trichines qui irritent l'intestin. La scène va changer aussitôt que les embryons mis au monde vont traverser l'intestin pour se rendre dans leur lieu d'élection.

On conçoit que des centaines de milliers de Trichines — nous verrons plus loin que cette évaluation n'est pas exagérée — ne se mettent pas à perforer l'intestin pour gagner les muscles sans léser profondément cet organe : aussi, trois ou quatre jours après l'ingestion de la viande trichinée, apparaît-il des symptômes qui vont s'aggravant : perte d'appétit, nausées, soif, courbature, diarrhée, fièvre. « Vers le huitième jour de l'éclosion des embryons, les symptômes s'exaspèrent, la face est bouffie, la soif est ardente, la langue et les lèvres se dessèchent et noircissent, la diarrhée augmente ou alterne avec la constipation ; les sueurs sont abondantes, mais l'intelligence conserve sa netteté » (Davaine).

Les phénomènes qui se passent à ce moment du côté du tube digestif peuvent, dans certains cas, donner à la maladie des allures de fièvre typhoïde qui ne tromperont pas cependant le médecin expérimenté. Mais bientôt les symptômes vont être profondément modifiés : les Trichines arrivent en foule dans les muscles et y jouent le rôle de corps étrangers ; autour de chacune d'elles se forme un point inflammatoire, absolument comme lorsqu'une écharde, par exemple, s'engage sous la peau. Par suite de l'extrême abondance du parasite, la généralité des muscles devient le siège de douleurs violentes atroces dans la flexion des membres, qui rappellent les douleurs rhumatismales; en même temps « ils se gonflent et acquièrent « une consistance et une élasticité semblables à celles du caoutchouc ». Ces phénomènes inflammatoires retentissent sur tout l'organisme : la déglutition est gênée, la voix affaiblie, l'insomnie est persistante; on peut voir la diarrhée augmenter, le délire survenir et la mort arriver alors, au bout de six semaines ou deux mois.

Un phénomène fréquent et d'une grande gravité s'observe du côté des organes respiratoires : les actes mécaniques de la respiration sont entravés. La raison de ce fait est toute simple, la Trichine envahit de préférence le diaphragme et les muscles de la partie antérieure du corps.

Dans les cas où l'organisme résiste à ces perturbations violentes, la guérison arrive au bout de six semaines environ. A ce moment, la larve est enkystée et la tolérance de l'organisme s'établit à son égard.

On conçoit que la gravité de la maladie dépend de la quantité de parasites développés dans l'organisme : tous les cas sont loin d'être mortels et la mortalité a été très variable dans les différentes épidémies observées.

En général, les animaux trichinés le sont fortement et l'on a pu compter jusqu'à près d'*un million* de trichines dans un seul kilogramme de viande de porc : l'on voit à quel total de parasites logés dans les muscles on peut arriver, quand la reproduction des Trichines dans l'intestin est terminée. Heureusement qu'un nombre plus ou moins considérable de ces animaux peut avoir cessé de vivre lors de l'ingestion de la viande, soit par la mort naturelle, soit par suite du mode de conservation ou du degré de cuisson de certaines parties de l'aliment. Quelle qu'en soit la cause, on peut donc observer tous les degrés d'infection et par conséquent de gravité de la maladie.

PROPHYLAXIE. — La prophylaxie de la trichinose— on a donné ce nom à la maladie produite par les Trichines — est très simple : on ne doit manger la viande de porc que lorsqu'elle a été bien cuite, quand elle est devenue blanche dans toute son épaisseur et ne donne plus de jus saignant quand on la coupe par le milieu. La même recommandation s'applique aux jambons, saucisses, chair à saucisse, etc., qui sont les causes les plus communes de l'infestation. De plus, il serait prudent de soumettre à l'examen microscopique, dans les abattoirs, la viande des cochons de provenance étrangère.

Il importe, en effet, de dire à ce sujet que, si la trichinose est assez commune dans l'Allemagne du Nord, son pays classique, pour ainsi dire, surtout dans les régions pauvres de cette contrée, elle est au contraire fort rare en France, où on n'a constaté jusqu'ici qu'une seule épidémie, à Crépy-en-Valois, en 1878. Cette sorte d'immunité est tout simplement due à la grande rareté de la Trichine chez les rongeurs domestiques de notre pays et aussi à la coutume de nos compatriotes de manger bien cuite la viande de porc; mais on conçoit que les choses puissent changer tout à coup par l'infection accidentelle des Rats ou par l'introduction de viandes trichinées, comme le sont souvent celles qu'on importe d'Amérique [1].

Terminons ce qui a trait à l'histoire de la Trichine par quelques mots sur le traitement de la trichinose : il découle tout entier des particularités biologiques que présente le parasite et que nous connaissons maintenant : la Trichine pond au bout de six à huit jours et sa ponte dure plus d'un mois ; il importe donc, si l'on a pu reconnaître la maladie dans cet intervalle de temps, d'éliminer aussitôt, par des purgatifs répétés, les hôtes de l'intestin et l'on conçoit que la maladie puisse ainsi être considérablement atténuée. Si l'infection est reconnue seulement alors que les symp-

---

[1] C'est à l'emploi de salaisons américaines qu'est due l'épidémie observée en 1882 dans la province de Liège et qui fit 11 victimes; plusieurs pays d'Europe ont d'ailleurs été infestés par des viandes de même provenance; il ne faut donc pas se fier à l'immunité apparente dont jouit notre pays, qui peut être infesté d'un jour à l'autre.

tômes se sont manifestés du côté des muscles, soit environ un mois après l'invasion, il ne reste aucune chance d'amélioration par un traitement direct et l'on en est réduit à la médication des symptômes : il faut lutter contre la douleur, contre la fièvre et s'efforcer de soutenir les forces du malade jusqu'à la période d'enkystement.

La Filaire de Médine (Filaria Medinensis).

On a donné ce nom de *filaires* à des Nématodes dont le corps est si allongé, qu'on a pu le comparer à un fil ; plusieurs animaux de ce genre sont parasites de l'Homme.

La Filaire de Médine est l'espèce la plus anciennement connue ; elle se rencontre dans les pays tropicaux de l'ancien monde, d'où elle a été transportée dans l'Amérique du Sud. Ce parasite est fort commun dans certaines contrées : sur la côte des Esclaves, par exemple, plus de la moitié de la population s'en est vue attaquée[1]. Il n'est pas démontré qu'on le trouve à l'état parfait ailleurs que chez l'Homme.

La Filaire de Médine peut atteindre 80 centimètres de longueur et plus, sur 1 à 2 millimètres d'épaisseur

---

[1] Le parasite empêchant parfois tout travail, les indigènes ont donné à la maladie le nom expressif de *adanlo blaka*, qui veut dire : *Qui amarre le brave.*

quand elle est complètement développée; on ne connaît que la femelle; cet animal a l'appareil digestif atrophié, réduit à une espèce de ruban étroit, dépourvu d'anus et ne communiquant pas avec la bouche; par contre, le reste du corps semble n'être qu'une gaine destinée à loger les myriades d'embryons qui évoluent dans l'organisme maternel ; ceux-ci sont cylindriques et terminés par une longue queue.

Ce parasite diffère des autres par les points de l'organisme dans lesquels il se développe : c'est toujours dans le tissu cellulaire qu'on le rencontre et presque toujours il va se loger autour de la cheville : il produit là une tumeur assez volumineuse d'abord indolente, puis douloureuse, qui finit par occasionner un abcès ; le parasite peut alors sortir spontanément, mais, le plus souvent, on doit l'extraire en prenant garde de le briser ; il peut y avoir, en effet, de très graves inconvénients à laisser des fragments de l'animal dans la plaie et à permettre aux jeunes larves l'accès des tissus voisins en rompant le corps bourré d'embryons de la mère.

Ce n'est pas tant par elle-même que la Filaire est dangereuse, mais bien plutôt par les accidents graves qui, dans les pays tropicaux, viennent si souvent compliquer les plaies : suppuration intense, décollement, gangrène, etc. Il va de soi que le cas est d'autant plus sérieux que le malade héberge plusieurs de ces parasites, ce qui se voit assez souvent.

Qu'advient-il des embryons formés dans le corps de la Filaire. Ils ne peuvent, en aucun cas, se développer directement dans l'hôte de celle-ci. Rejetés avec elle et mis en liberté, ils peuvent résister assez longtemps à la sécheresse, mais il est indispensable pour leur évolution qu'ils arrivent dans l'eau. Quand ils y sont amenés, d'une façon quelconque, ils s'en prennent aux Cyclopes, très petits Crustacés extrêmement communs partout dans les eaux douces et stagnantes ; les jeunes Filaires pénètrent à l'intérieur de ces animaux et y subissent un certain degré d'évolution. L'Homme en buvant l'eau des lacs, des étangs, ou même des réservoirs provenant des sources, avale les Cyclopes sans y prendre garde et introduit ainsi les Filaires dans son organisme. Il éviterait certainement ces parasites en employant seulement l'eau bouillie ou filtrée. — Quoi qu'il en soit, plusieurs mois s'écoulent avant que la Filaire manifeste sa présence, révélée seulement par du prurit et l'apparition d'une tumeur d'aspect particulier dans laquelle le parasite est arrivé.

L'histoire de la Filaire de Médine est loin d'être complètement connue : ainsi, on n'en connaît pas le mâle et l'on ne peut savoir encore si l'accouplement se fait dans l'eau, dans le corps du Cyclope ou dans l'intestin de l'Homme. Une autre lacune importante, au point de vue de la science pure, est l'ignorance où l'on est du mode d'existence de l'animal introduit dans l'organisme humain, jusqu'au moment où sa présence se révèle par les symptômes qu'il détermine sous la peau.

Quoi qu'il en soit, il importe que les personnes amenées à traiter l'affection que détermine la Filaire prennent attention de détruire par le feu les débris de l'animal et tous les objets sur lesquels ont pu tomber ses embryons. Cette recommandation n'est pas sans intérêt pour nos pays, où la Filaire est quelquefois rapportée par des voyageurs. L'on sait que, semblables en cela à la plupart des représentants de la faune des eaux douces, les Cyclopes sont cosmopolites : les embryons de la Filaire trouveraient donc, en arrivant dans nos eaux douces, toutes les conditions nécessaires à leur développement.

Disons, pour terminer, que les indigènes des pays où la Filaire de Médine est commune prétendent l'éviter par l'usage de l'asa fœtida ; l'ail, le poivre, le camphre ont une réputation analogue.

La Filaire du sang de l'Homme
(Filaria sanguinis hominis).

C'est pour notre espèce un des parasites les plus redoutables ; il vit en Asie, en Afrique, à Madagascar, en Australie, dans l'Amérique du Sud ; jusqu'ici, il ne s'est pas propagé en Europe.

La femelle seule est connue et on ne l'a encore

rencontrée que chez l'Homme ; elle peut atteindre 9 centimètres de longueur sur moins de un tiers de millimètre de largeur.

L'histoire de cet animal présente des particularités extrêmement curieuses qui ont été bien établies dans ces derniers temps, principalement par les travaux du Dr Manson, médecin des douanes anglaises à Amoy (Chine).

A l'état parfait, cette Filaire est toujours logée dans les vaisseaux lymphatiques, en amont des ganglions qu'elle ne peut traverser ; les larves seules franchissent cet obstacle, dans certains cas du moins, car leur largeur ne surpasse pas de beaucoup celle des globules du sang et c'est ainsi qu'elles peuvent gagner les vaisseaux sanguins : un fait très curieux et mis hors de doute, c'est que ces larves se tiennent dans l'appareil lymphatique tant que leur hôte est à l'état de veille, pour ne se répandre dans le sang que lorsqu'il est à l'état de repos. On peut à ce moment les trouver facilement, car elles sont souvent très nombreuses : on a calculé que le sang d'un individu pouvait en contenir jusqu'à 140,000.

Ces parasites peuvent, par leur présence, déterminer de nombreux désordres. Sans parler des abcès produits par l'animal adulte au point où il s'arrête, il faut citer ici, comme du fait de la Filaire du sang, diverses affections graves depuis longtemps connues dans les pays chauds et qu'on ne soupçonnait guère d'avoir des relations entre elles, comme l'*éléphantiasis des Arabes,* la *chylurie* ou *hématurie intertropicale*. Ces maladies, d’après l’opinion la plus générale, représentent chacune une modalité d’un groupe d’états pathologiques assez nombreux, dont nous venons de citer deux types seulement, le plus souvent isolés, parfois existant simultanément chez le même malade ou alternant entre eux, toujours liés à la présence d’entozoaires dans l’appareil circulatoire. Il n’est pas hors de propos de dire ce que sont ces maladies et le mécanisme par lequel elles sont produites.

L’*éléphantiasis des Arabes*, qu’il ne faut pas confondre avec une autre affection, l’éléphantiasis des Grecs, est caractérisé par le gonflement plus ou moins considérable de la peau et des tissus sous-jacents : cette affection se développe principalement sur les parties inférieures du corps et l’on a vu, sous son influence, la jambe atteindre 97 centimètres de circonférence ; souvent apparaissent, sur la partie malade, des excoriations, des ulcérations qui laissent suinter un liquide abondant qui n’est autre chose que de la lymphe.

La maladie est essentiellement chronique et de durée pour ainsi dire indéfinie. Dans l’immense majorité des cas, l’affection une fois constituée reste stationnaire ou continue à progresser lentement. Elle n’entraîne pas d’ordinaire de perturbations dans la santé générale, mais, quand la partie atteinte a acquis un volume excessif, l’affection met obstacle à tout travail, devient pour le patient une cause de misère et de préoccupation morale, qui le conduisent au marasme, s’il ne consent à accepter les chances d’une opération. Dans certaines conditions, on voit apparaître de la suppuration, avec ou sans accidents septicémiques ou de la gangrène.

La Filaire du sang et ses embryons détermineraient la maladie dont nous parlons en obstruant directement ou indirectement les ganglions et les vaisseaux; la lymphe ne pouvant plus circuler s’accumule dans les vaisseaux, puis se répand dans les tissus voisins, qu’elle modifie profondément dans leur structure : survienne une légère solution de continuité dans la peau et l’on verra la lymphe couler au dehors. Dans les cas d’éléphantiasis, les embryons de la Filaire n’apparaîtraient pas dans le sang, retenus qu’ils seraient, dit-on, par les ganglions au travers desquels ils ne peuvent passer.

On donne le nom de *Chylurie* ou de *hémato-chylurie* à une maladie endémique observée dans la plupart des contrées tropicales ou subtropicales, très rare partout ailleurs, offrant comme caractère le plus saillant l’émission d’urine sanglante ou lactescente, ou même présentant les deux caractères à la fois, urine qui se coagule spontanément; la maladie est le plus souvent chronique et d’une durée variable, irrégulièrement périodique dans ses manifestations, assez rarement grave et susceptible de guérison spontanée.

Les caractères anormaux de l’urine sont dus vraisemblablement à la rupture, sous l’influence de la Filaire, des capillaires sanguins et lymphatiques de l'appareil urinaire. Il est probable et le fait est admis par quelques-uns, que c'est bien la lymphe qui passe dans les urines, mais l'anatomie pathologique n'en a pas encore fourni la preuve certaine : on peut seulement dire que ces urines, susceptibles de se coaguler, ont bien l'aspect du chyle[1] et en contiennent les éléments, globules, albumine, graisse, etc.; on y trouve de plus une très grande quantité de cylindres fibrineux semblables à ceux que l'on observe dans beaucoup d'affections du rein et enfin les organismes caractéristiques de la maladie, les embryons de la Filaire, qui sont éliminés en quantité par le rein (fig. 53).

L'histoire zoologique de la

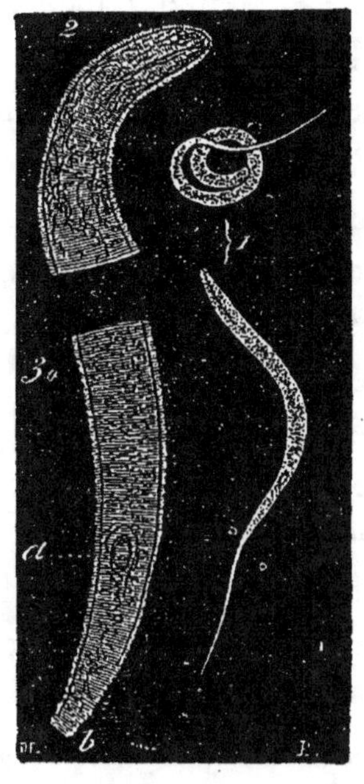

Fig. 53. — Embryons de la Filaire de l'Homme. — 1, vus au grossissement de 65 diamètres; 2, tête vue au grossissement de 350 diamètres; 3, fragment où se voit l'*anus* (?); *a*, même grossissement.

---

[1] L'aspect laiteux de ces urines est dû essentiellement à des granulations de nature graisseuse dans un état de division extrême : sous un grossissement de 300 à 350 diamètres, elles n'apparaissent que comme une fine poussière disséminée dans tout le liquide et animée d'un mouvement brownien. Les filtres en papier ne retiennent pas ces granulations, aussi l'urine filtrée reste-t-elle aussi trouble qu'auparavant.

Filaire du sang est relativement bien connue ; nous avons dit que le mâle n'a pas encore été rencontré et que la femelle habite les vaisseaux lymphatiques de l'Homme : ses dimensions la forcent à rester en deçà des ganglions qu'elle ne peut traverser. Il n'en est pas de même des nombreux embryons qu'elle met au monde et qui envahissent tout l'organisme ; ils se tiennent, ainsi que nous l'avons indiqué plus haut, dans les lymphatiques pendant que le malade est à l'état de veille pour se répandre dans le sang lorsqu'il est à l'état de repos. Ces larves ne peuvent en aucun cas devenir directement adultes chez l'Homme et celles qui sont rejetées au dehors, dans l'écoulement de la lymphe par les plaies de la jambe hypertrophiée, par exemple, ou celles qui sortent avec l'urine, ne tardent pas à périr. Il faut qu'un hôte intermédiaire, le Moustique, vienne les prendre dans le sang. Comme les vulgaires Cousins de nos pays, les mâles des Moustiques se nourrissent du suc des fleurs et les femelles seules sont sanguinaires ; les femelles de ce diptère, donc, s'attaquant à l'Homme infesté de Filaires pendant son sommeil, prennent, avec le sang de leur victime, un certain nombre d'embryons qui se transforment rapidement en larves chez leur hôte nouveau.

Or, le Moustique ne tarde pas à pondre : comme la femelle des Cousins, il va déposer ses œufs dans l'eau et meurt aussitôt après à côté de sa ponte ; le cadavre de l'animal en se détruisant met en liberté les larves de

Filaire qui vont maintenant attendre dans l'eau l'occasion de passer avec les boissons dans l'estomac de l'Homme. A ce moment, les larves mesurent à peu près un millimètre de longueur.

On ignore jusqu'ici où et comment se fait l'accouplement de la Filaire du sang. Est-ce chez le Moustique, dans l'eau ou dans l'intestin de l'Homme ? C'est ce que des expériences nous révéleront sans doute bientôt. On ne sait pas davantage par quelle voie la jeune Filaire arrive dans l'appareil lymphatique, où on la trouvera plus tard remplie d'embryons.

PROPHYLAXIE. — Ce que nous venons de dire nous dispense d'insister sur la prophylaxie des affections produites par la Filaire du sang de l'Homme; l'éléphantiasis des Arabes, la chylurie et certaines formes d'hématurie intertropicale disparaîtraient, si l'on prenait la précaution de ne jamais boire que de l'eau filtrée ou bouillie.

TRAITEMENT. — Dans plusieurs cas, on a pu extraire la filaire-mère dans des abcès lymphatiques superficiels et ainsi arrêter les progrès de la maladie, mais ce sont là des exceptions ; jusqu'ici, on n'a trouvé aucune médication qui pût atteindre le parasite dans l'organisme, bien que le nombre des agents essayés soit considérable. Il faut traiter les symptômes généraux dans la chylurie quand ils attirent l'attention, mais heureusement, comme nous l'avons dit, cette affection ne comporte pas très généralement un pronostic grave. Il n'en est pas de même pour l'éléphantiasis, cette autre forme de la maladie : quand l'affection est confirmée, on ne peut avoir aucune confiance ni aux moyens internes, ni à la plupart des moyens locaux : l'extirpation de la partie malade devient nécessaire quand son volume et son poids sont l'occasion d'une gêne pénible ou une entrave à l'exercice d'une profession. En général, l'opération n'entraîne pas de suites fâcheuses et les amputés guérissent rapidement.

La Filaire de la conjonctive (Filaria loa)[1].

On a signalé depuis déjà longtemps la présence chez l'Homme, entre la conjonctive et la sclérotique, d'un ver long de 15 à 30 centimètres qu'aucun naturaliste n'a encore observé et qui est probablement une Filaire, si l'on juge d'après les descriptions fort imparfaites que nous en possédons. Certains auteurs considèrent ce parasite comme identique à la Filaire de Médine, mais d'autres, comme Leuckart, en font une espèce distincte et disent qu'elle ne se trouve pas dans les mêmes pays que cette dernière.

Il est certain que les symptômes décrits par les mé-

---

[1] *Loa*, nom indigène.

decins qui ont observé la *Loa* présentent quelques particularités non signalées à propos de la Filaire de Médine : ainsi, il paraît que, après avoir déterminé dans l'œil une inflammation avec douleur, larmoiement, gonflement considérable, le ver disparaît parfois pendant un mois ou deux, pour reproduire les mêmes symptômes au bout de ce temps, le même phénomène pouvant se reproduire un certain nombre de fois jusqu'à ce que le parasite sorte de l'œil.

Les indigènes, dit-on, extraient facilement la *Loa* avec une simple épine en crochet.

Ajoutons que cet animal a été observé en différents points du corps autres que l'œil, qu'il est originaire de la côte occidentale de l'Afrique (Guinée, Angola, Gabon, Ogooué, Congo). Grâce à la traite des nègres, il a été transporté en Amérique.

On ne sait rien sur la façon dont la *Loa* arrive dans l'organisme humain, ni comment elle s'y comporte une fois introduite dans l'intestin, jusqu'au moment où elle vient s'échouer à la périphérie du corps. On ne peut faire à ce sujet que de pures conjectures.

La Filaire inerme (*Filaria inermis*).

Grassi a fait connaître sous ce nom, en avril 1887, une Filaire parasite de l'Homme, du Cheval et de l'Ane, qui a été observée en Italie (Lombardie et Sicile).

La femelle seule est connue; le plus grand individu mesuré atteignait 16 centimètres; le corps est filiforme; large de 450 μ, il conserve le même diamètre dans toute son étendue, excepté aux extrémités qui sont un peu pointues; l'animal est de couleur blanche ou d'une teinte brune plus ou moins foncée ; l'œsophage est court, sans aucune armature.

La Filaire inerme se montre entre la sclérotique et la conjonctive, dans une tumeur de la grosseur d'un pois.

Cet animal a-t-il des rapports avec le précédent ? Il est impossible de le dire tant qu'un naturaliste n'aura pas observé la *Loa* et ne l'aura comparée à l'animal décrit par Grassi.

On est dans la plus complète ignorance au sujet de la provenance et des mœurs de la *Filaria inermis*.

Filaria ou Leptodera Niellyi.

Mentionnons encore une observation curieuse faite en 1882 par le Dr Nielly, professeur à l'école de médecine de Brest. Un enfant, né et habitant aux environs de cette ville, présentait sur le dos et les membres une éruption pustuleuse d'aspect insolite qui déterminait un prurit léger : le contenu des pustules, examiné au microscope, présentait constamment un ou plusieurs vers longs d'un tiers de millimètre, non sexués et par conséquent de détermination douteuse. L'auteur de l'observation note que le malade buvait fréquemment de l'eau des ruisseaux ou celle d'un puits banal et pense que l'infestation a eu lieu par ces eaux.

Cette éruption de cause parasitaire, semble d'ailleurs ne pas constituer un cas isolé : on a encore signalé chez l'Homme une autre dermatose analogue à celle que nous venons d'indiquer, dans la maladie appelée *craw-craw* par les noirs de la côte d'Or, maladie qui a été aussi observée au Brésil; s'il est impossible, faute de documents, de se prononcer sur l'identité des parasites trouvés dans les deux affections, du moins les caractères de la maladie sont-ils exactement semblables [1].

———

Quelques autres Nématodes, moins bien connus encore que les précédents, ont été inscrits parmi les parasites de l'Homme : nous les citons pour mémoire :

Filaria hominis oris, incomplètement décrite par Leidy; on ne possède pas d'indications exactes sur sa provenance; le seul individu observé a été recueilli probablement à Philadelphie. Leuckart pense qu'il s'agit ici de la Filaire de Médine.

Filaria labialis, Pane. Observé une seule fois à Naples, dans une pustule, à la face interne de la lèvre

---

[1] Deux espèces de Filaires mal connues déterminent chez le Cheval des maladies de peau assez analogues à celle que nous venons de décrire très sommairement. (*F. irritans*, Riv., *F. hæmorrhagica*, Raill.).

R. MONIEZ. — Parasites.   13

supérieure ; 0,30 de longueur, 4 papilles à la bouche. Quel degré d'analogie cet animal présente-t-il avec le précédent?

Filaria oculi humani, Nordm. Plusieurs ophtalmologistes ont trouvé une Filaire dans le cristallin de l'Homme et dans le corps vitré. Elle n'était pas sexuée. On ne possède pas de documents scientifiques à son sujet.

On a indiqué encore chez l'Homme plusieurs espèces plus ou moins analogues aux précédentes, mais si douteuses que nous ne les mentionnerons même pas.

L'Anguillule de l'intestin de l'Homme (*Rhabdonema intestinale*).

On donne le nom d'Anguillules à des vers nématodes, le plus souvent de très petite taille, qui présentent la plus grande variété au point de vue des mœurs. Les unes, en effet, sont absolument libres pendant toute leur vie, d'autres sont toujours parasites et il en est qui ne sont libres que pendant une partie de leur existence. On trouve des Anguillules dans les matières en fermentation et il en est des espèces qui passent leur existence aux dépens de certains végétaux.

L'Anguillule de l'intestin de l'Homme est une espèce cosmopolite, puisqu'on l'a trouvée presque par toute la terre, mais c'est seulement dans certaines contrées que, par suite d'une prédisposition morbide

donnée par le climat, elle peut déterminer des phénomènes pathologiques graves qui ont attiré sur elle
toute l'attention des médecins.

En effet, dans certaines maladies des pays chauds
dont une diarrhée persistante constitue le symptôme
principal, on peut observer ces parasites en quantité
telle dans l'intestin, que les malades peuvent en expulser de cent mille à un million par jour, et même
dans une observation récente, rapportée par Leuckart,
on aurait pu évaluer à un million le nombre des parasites contenus dans une seule selle !

C'est surtout dans nos colonies d'Indo-Chine que
le parasite s'observe en abondance et c'est sur nos
soldats renvoyés de ces pays avec la maladie connue
sous le nom de *diarrhée de Cochinchine* que Normand,
médecin de la marine française, le découvrit à Tou-
lon, il y a une dizaine d'années. La maladie attaque les
Européens après plusieurs mois de séjour et, pendant
plusieurs années, plus du tiers des soldats français ra-
patriés pour cause de maladie en étaient atteints[1].

Comme on n'avait pu trouver d'Anguillule dans
certains cas de diarrhée de Cochinchine et comme d'ailleurs on rencontre souvent le parasite dans des pays où
cette maladie est inconnue, on en a conclu qu'il n'é-
tait pas la cause de l'affection qu'on lui avait attribuée.

---

[1] On a aussi observé au Brésil (1885) une forme de diarrhée qui a la
plus grande ressemblance avec la diarrhée de Cochinchine et qui est également produite par le même parasite.

Il est bien difficile de croire, toutefois, que ces parasites, quand ils existent en aussi énorme quantité, ne produisent aucun effet sur l'organisme et l'on peut admettre que si de petites quantités d'Anguillules ne produisent aucun trouble intestinal, il n'en est plus de même lorsque, dans un organisme prédisposé, elles

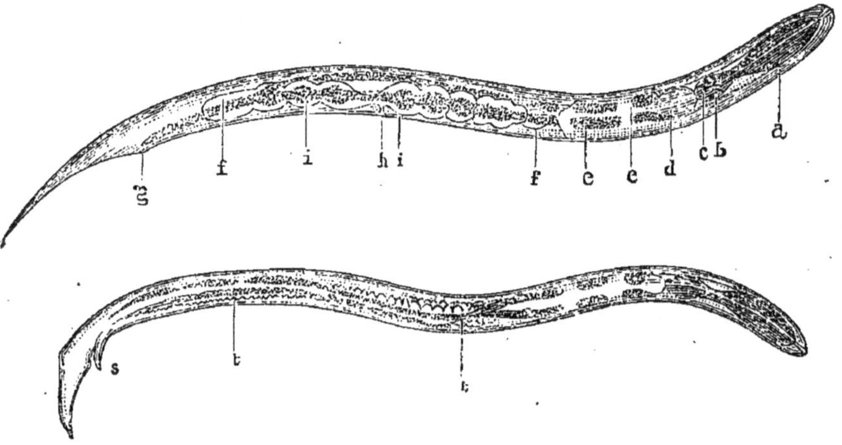

Fig. 54. — Anguillule intestinale femelle et mâle adultes : *a b*, premier et deuxième renflement œsophagien ; *d*, estomac (?) *e*, foie (?) *f*, ovaire ; *g*, anus ; *h*, vulve ; *i*, œufs ; *t*, testicules ; *s*, spicule.

peuvent se multiplier prodigieusement.

Quoi qu'il en soit, disons que la diarrhée de Cochinchine est une affection grave, trop souvent mortelle, qui détermine des troubles profonds de l'appareil digestif avec atrophie très prononcée de toutes les glandes annexes. La nutrition ne pouvant plus s'effectuer que très difficilement, l'anémie devient générale et progressive, réduit le malade à une maigreur de squelette, jusqu'à ce que, après de longs mois, le marasme arrive et la mort, après une courte agonie.

L'histoire du parasite est de tous points intéressante et elle nous apprendra comment il est facile de se mettre à l'abri de ses attaques.

L'Anguillule intestinale (fig. 54) est un animal probablement hermaphrodite, long d'un peu plus de 2 millimètres, qui met au monde des embryons rejetés ensuite au dehors avec les excréments de l'hôte ; ces embryons évoluent dans les matières fécales ou dans l'eau. Dans des conditions favorables, ils grandissent rapidement, sans toutefois dépasser jamais la taille d'un millimètre ; ils diffèrent encore de leur mère par différentes particularités dont nous nous bornerons à indiquer la principale : leur œsophage est court et formé de deux renflements, tandis que l'œsophage de l'Anguillule intestinale mère est long et dépourvu de renflements [1]. Un fait bien remarquable, — quoiqu'il ne soit point isolé et s'observe encore sur plusieurs autres espèces — c'est que ces larves deviennent les unes des mâles et les autres des femelles.

Chacune des femelles, due au développement de ces larves, pond à son tour une quarantaine de petits, et cette deuxième génération est formée d'individus qui

[1] Avant de connaître les liens génésiques qui unissent ces deux formes, on donnait à celle qui est plus petite et présente deux renflements pharyngiens le nom d'*Anguillula stercoralis* et le nom d'*Anguillula intestinalis* était porté par la forme plus grande, dépourvue des renflements œsophagiens.

possèdent l'œsophage allongé et sans renflement de l'Anguillule intestinale. Contrairement à ce qui se passait pour la génération précédente, ces individus vont rester indéfiniment à l'état larvaire, jusqu'à ce que, grâce aux boissons, ils arrivent dans le tube intestinal de l'Homme.

Il importe d'insister sur ce fait que nous avons ici deux sortes d'individus, bien distincts par leurs caractères et leur genre de vie, mais reliés entre eux par la génération : les Anguillules parasites mettent au monde des larves qui vivent libres, se reproduisent à leur tour, mais dont les petits ne peuvent plus vivre en liberté comme leurs parents et doivent, pour se développer, gagner l'organisme humain, dans lequel ils se comporteront comme leur *grand'mère*.

Le cycle vital de l'Anguillule intestinale, tel que nous venons de le tracer, peut être considéré comme le cycle normal ; il peut présenter, sous certaines influences, des modifications qu'il est important de connaître : ainsi, certains embryons rejetés avec les excréments, au lieu de prendre les caractères de la forme libre et sexuée (ancienne *Anguillula stercoralis*), prennent directement les caractères de leur mère, en d'autres termes de la forme qui vit normalement dans l'intestin (*Anguillula intestinalis*) ; elles ne peuvent cependant devenir sexuées en dehors de l'organisme humain et attendent qu'elles y soient transportées en s'entourant d'une sorte de coque qui n'est autre chose que leur cuticule détachée — tous phénomènes semblables à ceux que présentent les descendants de la forme à deux renflements œsophagiens, qui dans le cycle normal vont infester l'Homme [1].

Cette importante observation de Grassi montre que les différents degrés de ce que nous avons appelé le cycle normal ne sont pas absolument nécessaires et elle nous permet d'aborder cette question : l'Anguillule peut-elle se reproduire dans l'intestin humain, sans que ses petits passent nécessairement par une phase libre ?

L'observation du cycle normal a permis aux savants de répondre d'abord par la négative ; mais il est clair que, depuis les observations faites l'année dernière par Grassi, il faut établir une exception au moins pour le cas où l'Anguillule intestinale donne directement naissance à des descendants semblables à elle-même, sans passer par la forme correspondant à l'ancienne *Ang. stercoralis*. Mais peut-on nier, en se basant sur ce qu'on l'a vue évoluer à l'extérieur, que cette dernière forme soit jamais parasite de l'Homme et dire que, si on l'a trouvée en abondance dans le tube digestif, c'est qu'elle s'était formée après la mort de l'hôte, aux dépens des

---

[1] D'après Grassi, dans une forme d'Anguillule très voisine de l'espèce parasite de l'Homme et qui vit chez le Lapin, la Belette, le Cochon et surtout chez le Mouton, le mode de reproduction le plus habituel serait la descendance directe, c'est-à-dire que la forme correspondante à l'*Anguillule intestinale* donne naissance à des petits semblables à la mère et que la reproduction par l'intermédiaire d'une forme correspondant à l'*Anguillule stercorale* est ici douteuse et, si elle existe, ne peut être que très rare.

embryons qui étaient sur le point d'être rejetés ? Nous pensons qu'il n'y a jusqu'ici rien de prouvé à cet égard.

Quoi qu'il en soit, il n'est pas douteux, pour nous, que le parasite ait la faculté de se reproduire dans l'intestin : en dehors des raisons que nous venons d'exposer, il est certain qu'on ne peut expliquer, par l'introduction avec les boissons, le nombre prodigieux de parasites qui sont rejetés chaque jour, même pendant des années après que le patient a cessé de s'exposer aux causes de l'infection (en quittant la Cochinchine, par exemple). Tout s'explique au contraire dans notre manière de voir, qui est celle des premiers observateurs.

Il n'en est pas moins vrai que la propagation de la maladie se fait par les eaux dans lesquelles les embryons, développés dans les déjections, peuvent facilement être entraînés. Il suffit donc, pour s'en préserver, de faire usage, comme boisson, d'eau bouillie ou filtrée. Il paraît que les Annamites emploient l'alun dans le même but : ils en font dissoudre une faible quantité dans l'eau potable, ce qui suffirait pour tuer les larves. Il est encore possible que les légumes, arrosés avec l'engrais humain, puissent être une cause d'infection.

Le meilleur traitement à opposer à la diarrhée de Cochinchine est la diète lactée, qui réussit dans le plus grand nombre des cas ; les anthelminthiques employés jusqu'ici n'ont pas paru très efficaces.

LINGUATULES

On donne ce nom à des parasites internes fort curieux à tous les points de vue, qui étaient considérés comme des parasites sans importance pathologique pour l'Homme, quand une observation faite il y a une dizaine d'années vint un peu modifier cette manière de voir.

Ces animaux rappellent les Vers par leurs caractères extérieurs, bien qu'ils en soient zoologiquement très éloignés ; tantôt leur corps est arrondi, tantôt il est aplati et ils présentent une apparence d'anneaux ; ils ont un tube digestif dont la partie initiale est dépourvue de mâchoires, mais accompagnée de deux paires de crochets ; l'abdomen est énormément développé et c'est grâce à lui que le corps prend l'aspect vermiforme ; les sexes sont séparés [1].

Les mœurs de ces parasites sont des plus remarqua-

[1] L'animal adulte est très différent de son embryon et c'est même grâce à l'étude qu'on a pu faire de ce dernier, que la place des Linguatules dans la classification, à côté des Acariens, a pu être fixée : on a vu, par exemple, qu'il existait chez l'embryon deux paires de crochets résorbés plus tard, mais qui, joints aux deux paires d'appendices qui se trouvent près de la bouche de l'adulte, forment un total de quatre paires de membres comme chez les Arachnides — ces crochets étant d'ailleurs formés, comme les pattes des Arthropodes, par plusieurs articles ; la forme de l'embryon, sorti de son enveloppe, rappelle d'ailleurs aussi celle d'un Acarien. Tout cela fait que l'on considère généralement aujourd'hui les Linguatules comme des Acariens qu'un parasitisme complet aurait profondément dégradés.

bles : les embryons, rejetés sur l'herbe ou, d'une façon plus générale, sur les aliments d'un herbivore, arrivés dans l'estomac de celui-ci, y sont mis en liberté et gagnent les viscères en perforant sans doute la muqueuse ; ils s'arrêtent à la surface de ces organes, perdent leurs crochets devenus inutiles et se transforment en une espèce de chrysalide dépourvue d'appendices, immobile. La larve définitive apparaît à la suite de plusieurs mues : elle ne diffère de l'adulte que par sa petite taille et par le manque de développement des organes reproducteurs.

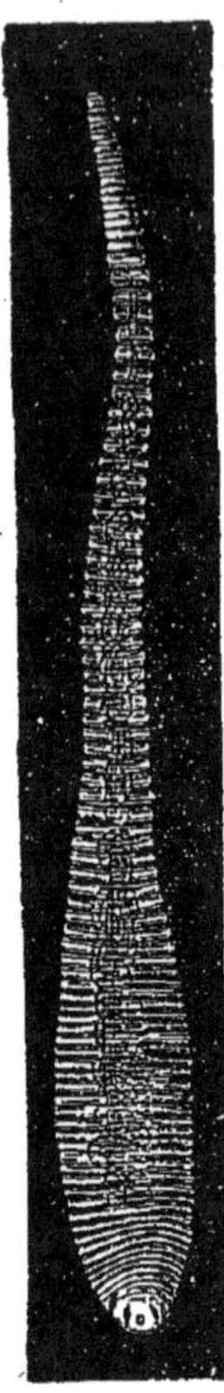

Fig. 55. — Pentastome tenioïde, provenant d'un Chien, grandeur naturelle. A l'intérieur du corps apparaissent les circonvolutions de l'oviducte.

Ces larves séjournent dans l'hôte où elles se sont développées en attendant qu'il soit dévoré par un carnivore : leurs migrations sont passives en effet. Ingurgitées par le Carnassier, elles remontent dans les cavités nasales où seulement peut s'achever leur évolution ; les femelles s'accroissent rapidement et commencent à pondre.

L'espèce la mieux connue vit normalement à l'état parfait, chez le Chien, le Loup, le Renard, etc., c'est le

Pentastomum tenioïdes (fig. 55); la femelle peut atteindre 8 à 10 centimètres de longueur, tandis que le mâle mesure à peine 2 centimètres. Les larves, longues de 5 à 6 millimètres, ont été trouvées, la plupart du temps à la surface du foie, chez de nombreux Mammifères, Ruminants et Rongeurs et même chez l'Homme ; elles ne paraissent pas déterminer d'accidents.

Il n'en est pas tout à fait de même de l'animal parfait, bien qu'on ait exagéré outre mesure les accidents qu'il peut déterminer ; sa présence se manifeste par des éternuements répétés, qui projettent les œufs au loin, par de la gêne respiratoire, des saignements de nez, qui peuvent même à la longue déterminer une anémie grave.

Les saignements de nez répétés ont été aussi signalés par Landon, dans l'unique observation que l'on possède jusqu'aujourd'hui, de la présence de ce parasite dans les narines de l'Homme ; la Linguatule fut un jour rejetée par un violent éternuement, et les épistaxis cessèrent après avoir duré pendant sept ans.

Il est difficile de se représenter comment l'animal parfait arrive chez l'Homme qui ne mange pas cru le foie des animaux domestiques ; il est plus facile de se rendre compte de l'arrivée de la larve : les embryons peuvent être envoyés par les éternuements du Chien sur des légumes ou sur des objets que l'on porte à la bouche.

Mentionnons, pour terminer, en ce qui a trait aux Linguatules qu'on a trouvés aussi chez l'Homme à plusieurs reprises une autre larve qu'on a appelée *Pentastoma constrictum*, dont l'état parfait n'est pas bien connu.

ACARIENS

Les Acariens sont des Arachnides caractérisés principalement par la soudure de l'abdomen avec le céphalothorax (l'on sait qu'on donne ce nom, chez les Araignées, à la partie antérieure du corps, qui résulte de la soudure de la tête avec le thorax). D'après cette disposition, le corps des Acariens paraît inarticulé.

Ce sont, en règle générale, des animaux de petite taille, dont la plupart sont parasites, soit d'une façon permanente, soit seulement à un moment donné de leur évolution. L'Homme ne donne normalement asile qu'à deux de ces animaux, au Sarcopte de la gale et au Demodex des glandes sébacées ; plusieurs autres espèces ne sont que des parasites accidentels, comme le Rouget, par exemple, sous le nom duquel on confond probablement plusieurs animaux différents.

Sarcopte de la gale (*Sarcoptes scabiœi*).

C'est un Acarien de couleur blanchâtre, d'une forme à peu près ovale, dont la femelle est longue d’environ un tiers de millimètre et large d’un quart. Il est visible à l’œil nu, quand on y prend garde, et a l’aspect d’un très petit point blanc ; ses pattes sont fort courtes, ce qui n’empêche pas l’animal de se mouvoir avec une assez grande rapidité. Le mâle est encore plus

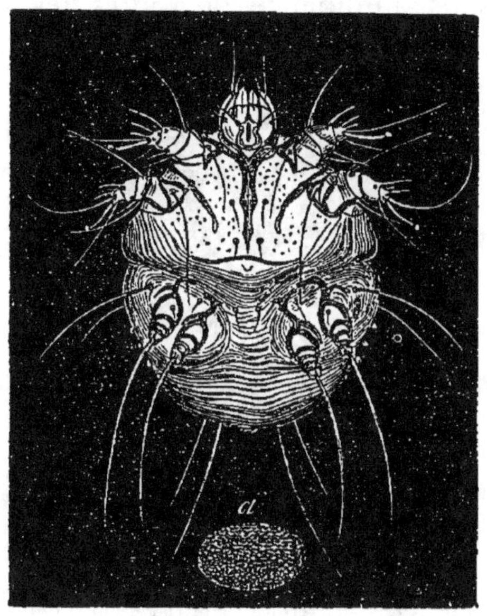

Fig. 56. — Sarcopte femelle ; *a*, son œuf.

petit que la femelle ; il est beaucoup plus rare ; tandis que celle-ci vit dans la peau, on le rencontre habituellement sous des écailles épidermiques ou sous les croûtes qui avoisinent les points où vit la femelle ; il faut beaucoup de patience et de longues recherches pour l’y découvrir (fig. 56 et 57).

L’Acarien de la gale vit dans la peau, disons-nous :

les premiers symptômes par lesquels il manifeste sa présence sont de légères démangeaisons qui se calment par un court grattage, mais bientôt ces démangeaisons augmentent d'intensité et de durée et elles peuvent devenir telles que le malade en perde le repos. Ce phénomène augmente sous l'influence de toutes les causes qui ont pour effet de déterminer l'afflux du sang vers la

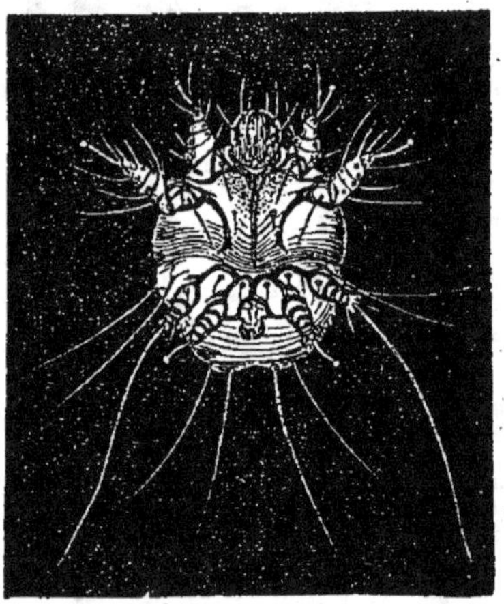

Fig. 57. — Sarcopte mâle (face ventrale).

peau, telles que l'exposition au feu, l'exercice, l'ingestion des boissons alcooliques, etc. ; elle présente surtout ce caractère de s'exaspérer pendant la nuit, ce qui s'observe d'ailleurs dans toutes les affections cutanées accompagnées de prurit.

Si l'on regarde de près un des points malades, on constate la présence d'élevures linéaires, blanchâtres, longues de 3 millimètres à plusieurs centimètres, plus ou moins contournées d'ordinaire, surtout visibles aux coudes, aux poignets, aux genoux, etc. Chacun d'eux correspond à une galerie dans laquelle se tient l'Acarien. A l'une des extrémités de ce sillon qui est un peu plus saillante, on voit d'habitude à travers l'épiderme, un point blanc qui n'est autre chose que le parasite lui-même, facile à saisir dans ces conditions ; l'autre bout du sillon est ouvert et correspond au point par lequel le parasite est entré dans la peau ; l'Acarien est toujours seul dans son sillon, c'est une femelle qui y a pénétré aussitôt la fécondation et elle laisse derrière elle des œufs en nombre variable. C'est à la présence du parasite et à celle de ses œufs, il n'est pas besoin de le dire, que sont dues les démangeaisons dont souffre le patient.

Ces démangeaisons de la peau, sous l'influence du Sarcopte, déterminent l'apparition des autres symptômes habituels de la gale, de la plupart d'entre eux du moins, symptômes dus au grattage, excoriations, pustules, etc., et même, dit-on, des lésions de nature herpétique que la gale éveille quelquefois chez des sujets prédisposés. Le liquide âcre que sécrètent ces animaux lorsqu'ils pénètrent dans la peau, produit aussi des sortes d'éruptions vésiculeuses dont les éléments, bien distincts les uns des autres, renferment un liquide citrin et transparent ; ces vésicules sont souvent une des lésions initiales de la maladie.

Les lésions de la gale peuvent s'étendre à toutes les

parties du corps ; mais, fait bien remarquable, elles ne s'observent jamais sur la face ; cette immunité singulière est d'ailleurs restée inexpliquée jusqu'ici.

Quand aucun traitement n'intervient, la gale s'étend et se généralise sur le corps, et l'on peut voir des individus pauvres et malpropres, couverts partout de croûtes dues à des causes diverses et dont la gale est le point de départ : c'est dans ces cas que l'on a pu voir, après un certain temps, l'état général, épuisé par la misère physiologique, devenir assez grave, mais ce sont là des faits rares. Chez les gens de la classe aisée, habitués aux soins ordinaires de la propreté, la gale peut durer des mois entiers sans acquérir une grande intensité et sans susciter de complications.

TRAITEMENT. — La guérison spontanée de la Gale est rare ; si le pronostic de cette maladie n'est pas grave puisqu'elle ne met pas la vie en péril, elle n'en constitue pas moins une affection fort désagréable par les éruptions et les démangeaisons qu'elle détermine, et sa contagiosité si grande la rend tout à fait répugnante.

Il est bien facile de guérir les personnes atteintes de la gale et l'on peut, dans ce but, avoir recours à plusieurs méthodes de traitement. Nous nous bornerons à indiquer celle qui paraît la plus sûre et grâce à laquelle le malade peut être guéri en moins de douze heures. On frictionne les parties malades au savon noir mélangé d'eau, pendant une vingtaine de minutes, puis on fait prendre au patient, pendant une heure, un bain d'eau tiède durant lequel il continue à se savonner. Ces deux opérations ont pour but de ramollir l'épiderme et d'entr'ouvrir les sillons, de manière à permettre la pénétration de l'agent parasiticide qui est formé d'axonge, de soufre et de carbonate de potasse (pommade dite d'Helmerich), ou de composés de même nature. Au sortir du bain, le malade est frictionné par tout le corps avec la pommade d'Helmerich, qu'il ne doit enlever qu'après plusieurs heures, dans un second bain.

Il faut bien prendre garde aux vêtements des galeux, qui peuvent retenir des Sarcoptes et avoir soin de les désinfecter à l'étuve, avant de les leur rendre.

PROPHYLAXIE. — La gale ne reconnaît qu'une seule cause, la contagion ; elle se transmet par le contact direct d'un individu malade, ou par des vêtements contaminés, les draps de lit dans lesquels ont couché les galeux, etc. ; 19 fois sur 20, d'après Hardy, la gale se communique par la cohabitation dans un même lit. D'après tout cela, il est donc facile de se prémunir contre l'infestation. On a prétendu que la gale se communique seulement pendant la nuit, mais la chose est loin d'être démontrée.

Un autre moyen de contagion de la gale est dû aux animaux : un certain nombre d'entre eux ont été trouvés porteurs du *Sarcoptes scabiœi*, ou du moins de formes voisines, tels sont le Chien, le Cochon, le Cheval, la Chèvre, etc., sans compter plusieurs animaux sauvages. Ces animaux d'ailleurs peuvent héberger en outre des espèces d'Acariens différentes de celle-ci. Il paraît que ces diverses variétés (?) du Sarcopte de la gale sont aptes à passer d'un animal à l'autre et à déterminer des éruptions plus ou moins sérieuses ; la lumière est loin d'être faite à leur sujet. Certaines gales d'origine animale diffèrent de la gale ordinaire par le peu d'intensité des symptômes qu'elles provoquent et leur décroissance rapide et le plus souvent spontanée [1].

Sarcoptes notoedres.

C'est un Sarcopte qui détermine chez le Chat une gale très grave, très difficile à guérir et qui siège surtout à la tête, aux oreilles et au cou ; une variété de

---

[1] Mentionnons à ce propos la maladie qu'on a appelée *gale norvégienne*, signalée pour la première fois en 1848 et qu'on a, très rarement, observée en France. Elle est remarquable par ses caractères insolites : les croûtes peuvent atteindre une épaisseur considérable (jusqu'à 2 centimètres) ; elles sont humides et grasses dans leur profondeur. On a observé quelquefois sur le Loup et le Chien des symptômes analogues dus à la même cause. Certains auteurs considèrent l'Acarien qui produit cette maladie comme une espèce distincte, d'autres ont vu dans les symptômes particuliers qu'il détermine un effet dû à l'hôte lui-même, enfin on a dit que la gale norvégienne était produite par la variété du *Sarcoptes scabiæi* qui vit sur le Loup. On guérit la gale norvégienne aussi facilement que la gale ordinaire.

taille plus grande est très commune aux environs de Paris sur le Surmulot. Le Sarcopte notoèdre peut vivre sur le Lapin, le Cheval et le Coati.

On possède plusieurs observations de la gale de cet Acarien, transmise à l'Homme par des chats familiers et Gerlach l'a expérimentalement donnée à plusieurs personnes : chez les trois sujets qu'il a observés, l'éruption s'est éteinte spontanément dans une période variant de 10 jours à 3 semaines. Il faut considérer ce parasite comme accidentel.

Quoi qu'il en soit, cet Acarien se comporte sous la peau d'une façon différente de l'espèce précédente : il ne creuse pas de sillon sous l'épiderme, mais bien un véritable nid. « Chez les animaux affectés de la gale qu'il cause, et dans les parties récemment envahies, on voit une foule de petites éminences miliaires ressemblant à de très petites vésicules d'eczéma ; ces éminences s'enlèvent facilement à la pointe d'un scalpel, et si on les porte sous l'objectif d'un microscope, on voit qu'elles sont constituées par une couche d'épiderme et par un véritable nid : c'est une agglomération d'œufs à toutes les périodes d'incubation, qu'accompagne toujours une femelle, entourée d'une quantité de corpuscules bruns, cylindriques, qui ne sont autres que les fèces de l'Acarien, ce qui indique un séjour prolongé au même endroit. » (Mégnin.)

Tetranychus molestissimus.

On doit à G. Haller des renseignements intéressants sur cet Acarien très répandu dans la République argentine et l'Uruguay où il tourmente l'Homme et les animaux; on lui donne dans le pays le nom de *Bicho colorado*. C'est un petit animal de couleur rouge qui vit toute l'année à la face inférieure des feuilles du *Xanthium macrocarpum*, dans des toiles qu'il tisse comme beaucoup de ses congénères; il ne se jette sur les animaux à sang chaud que depuis le mois de décembre jusqu'à la fin de février. Il enfonce son bec dans la peau et cause des démangeaisons insupportables. Le correspondant de Haller lui écrivait avoir été envahi par au moins 500 de ces animaux, après une seule excursion en Uruguay, malgré qu'il fût porteur de hautes bottes; il eut la fièvre pendant huit jours; des lotions à l'alcool, à l'ammoniaque, des frictions avec différents corps gras atténuaient les démangeaisons que la chaleur du lit réveillait à un tel point qu'il dut se faire lier les mains pour ne pas se gratter.

Haller rapporte au même animal ou à une espèce voisine l'affection appelée « Maladie du Port-Natal », qui a été décrite par Delegorgue dans les termes suivants : « Depuis mon débarquement, je n'avais cessé

« de sillonner partout les herbes sèches, de parcourir
« les bois en n'exceptant aucun point, et j'avais re-
« marqué qu'après chaque excursion, mes vêtements
« étaient couverts de milliers de tiques roussâtres, dont
« les proportions étaient infiniment petites. Il en ré-
« sultait pour moi d'atroces démangeaisons par tout
« le corps, mais surtout aux jambes. D'abord, appa-
« raissaient de nombreuses vésicules diaphanes conte-
« nant une eau pure, et, sur le pourtour, la chair se
« gonflait et devenait rouge. Tous ces points enflam-
« més se touchaient et se confondaient, tant il n'y avait
« de parties du corps qui en fussent exemptées. J'opine
« à penser que cette inflammation générale du sang
« vers la surface était la seule vraie cause déterminante
« de cette vilaine maladie... Ce qui me prouve que les
« tiques causaient la maladie du Port-Natal, c'est que
« par delà la première rangée de collines, de l'autre
« côté de Berca, où les tiques étaient proportionnelle-
« ment assez rares, cette maladie n'affectait personne.
« Depuis 1842, époque où la population a commencé
« à s'accroître et depuis laquelle les herbes sont brû-
« lées avec plus de soin, les tiques deviennent
« moins communes et aujourd'hui peu de personnes
« se plaignent de la maladie, si intense à mon arrivée
« en 1839. »

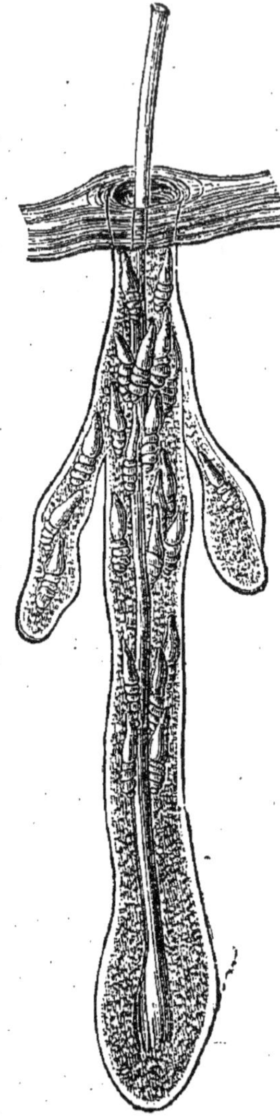

Fig. 58. — Cheveu et son follicule pileux, ce dernier rempli de Demodex.

Le Demodex des follicules pileux.

(Demodex folliculorum.)

Le genre *Demodex* se distingue principalement du genre Sarcoptes par les caractères de l'abdomen qui est très allongé et strié en travers, par les pattes très réduites, terminées par des crochets dont la forme rappelle ceux de l'embryon hexacanthe des Cestodes [1], etc. Les Demodex vivent dans les glandes sébacées et les follicules pileux de l'Homme et des animaux ; nous avons représenté un de ces follicules habité par les parasites (fig. 58).

L'espèce qui vit sur l'Homme est tellement inoffensive que sa présence n'était même pas soupçonnée avant 1842, épo-

[1] Ce n'est pas d'ailleurs le seul point de rapprochement qui existe entre ces animaux.

que à laquelle elle fut découverte; elle mesure de 0 mm. 36 à 0 mm. 40 de longueur sur 45 μ de large et se rencontre surtout dans les follicules sébacés des régions du nez et de l'oreille. Nous l'avons représentée figure 59.

Il est très facile de les voir en pressant assez fortement le nez sur les côtés; comme on le sait, on voit saillir alors des corps arrondis, très étroits, de couleur jaunâtre, constituant ce que l'on appelle les *comédons* ou, plus vulgairement, les *Vers*; les corps dont nous parlons sont formés surtout de matière sébacée, et lorsqu'on les écrase sous le microscope, on a des chances de trouver au milieu de cette matière grasse un ou plusieurs Demodex.

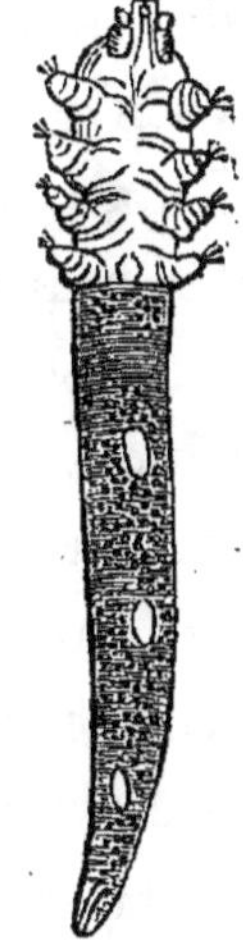

Fig. 59. — Demodex très grossi.

D'après certaines statistiques, le Demodex se trouverait sur l'Homme 40 fois sur 60, et, d'après d'autres, un peu moins souvent, 4 fois sur 12 personnes; cette seconde statistique nous semble même encore exagérée, d'après nos observations personnelles. Quand ces animaux sont en petit nombre dans les follicules, ils ne donnent aucun signe de leur présence, mais si leur nombre s'élève par trop — et on en a vu jusqu'à cinquante réunis — ils déterminent la formation d'une sorte de bouton, d'une pustule d'acné. Au reste, le Demodex de l'Homme est des plus lents dans sa multiplication et ne détermine ordinairement que peu ou point de démangeaisons.

Dans le cas où le Demodex détermine des éruptions, on peut s'opposer à sa multiplication, en enlevant les comédons, et, au besoin, on peut employer quelques lotions d'eau légèrement chargée de sublimé corrosif.

On a considéré à tort, croyons-nous, comme des variétés du Demodex de l'Homme, les Demodex que l'on trouve sur différents animaux domestiques, comme le Chien, le Chat, la Chèvre, le Porc, le Mouton, etc., et ces parasites peuvent présenter entre eux des différences marquées. Il est certain que le Demodex de l'Homme, porté sur le Chien, ne s'y acclimate pas, et que le Demodex du Chien ne vient que très rarement sur l'Homme[1].

Le Rouget.

Le *Rouget*, encore appelé suivant les pays *aoûtat*, *puceron rouge*, *vendangeur*, est un Acarien très commun en automne dans l'ouest et dans le centre de la France ; il est long d'environ un tiers de millimètre sur une largeur d'un cinquième de millimètre ; il est

---

[1] Le Demodex produit sur le Chien la maladie appelée *gale noire*, très contagieuse pour les animaux de la même espèce ; c'est une affection très grave à laquelle le Chien succombe fréquemment.

dé couleur rouge orangé. Ses trois paires de pattes montrent qu'il représente un état larvaire ; on sait que les Acariens adultes ont toujours quatre paires (fig. 60).

Le Rouget vit dans les herbes sèches et c'est de là qu'il grimpe sur le corps des animaux, surtout des Chiens et sur celui des personnes qui vont les jambes nues, comme les faucheurs, où sur celles qui s'étendent imprudemment sur les gazons infestés dans les bois et dans les champs. L'animal se fixe, à l'aide de son bec,

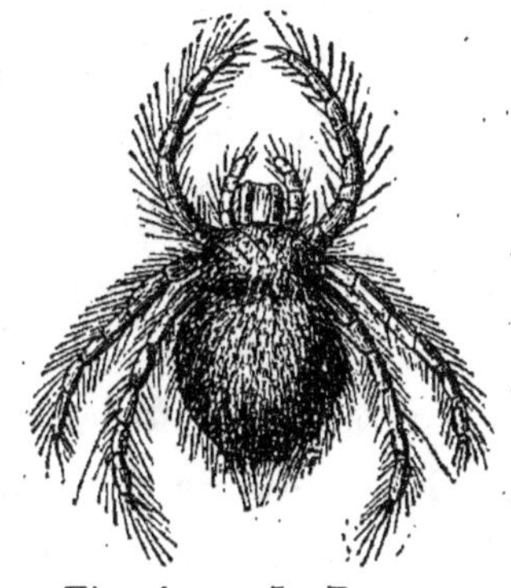

Fig. 60. — Le Rouget.

à la base des cheveux et surtout des poils follets qui revêtent le corps et les membres, et il attaque principalement les personnes dont la peau est fine et délicate ; il semble préférer les jambes et la partie interne des cuisses, bien qu'il s'en prenne aussi aux autres parties du corps.

Le Rouget produit, au point où il s'est fixé, une vive sensation de morsure et une démangeaison intolérable. Quand ces animaux sont nombreux, ce qui arrive souvent, la douleur est tellement cuisante qu'elle empêche de dormir ; la peau se gonfle, devient rouge et quelquefois violacée autour du point piqué et il se forme ainsi des taches irrégulières qui atteignent parfois un centimètre de diamètre. L'abdomen du Rouget fixé sur une proie, sous l'influence de la nourriture abondante qu'il peut prendre, acquiert bientôt des dimensions considérables, supérieures de beaucoup à celles qu'il avait primitivement.

Le Rouget ne s'attaque pas seulement à l'Homme, il s'en prend tout aussi bien aux Mammifères, Chiens, Chats, Bœufs, Taupes, Lièvres, le Mulot, les Chauvesouris ; on l'a trouvé sur les Poules.

On tue facilement le Rouget en lavant la partie qu'il a attaquée avec de la benzine, de l'alcool, une solution de tabac, etc. ; tous les phénomènes douloureux disparaissent alors.

Nous avons dit que le Rouget n'était autre que la larve d'un Acarien ; il n'est pas démontré que ce soit, comme on l'a dit, la larve du *Trombidium holosericeum*, Acarien rouge, d'assez grande taille, très commun dans le gazon à la campagne.

On avait d'abord rapporté au Rouget des phénomènes assez analogues à ceux que nous venons de décrire, observés dans des circonstances différentes ou dans d'autres pays, mais également sur l'Homme. En examinant plus attentivement ces cas, on a constaté qu'il ne s'agit pas toujours du même animal : un Acarien qui vit quelquefois dans le blé et qui se comporte sur l'Homme comme le Rouget, a été reconnu d'espèce très différente (*Sphærogyna ventricosa*); nous avons trouvé à Lille, dans les tas de blé, un Acarien sexué qui attaque aussi les ouvriers et qui est très différent du *Sphærogyna*, et enfin nous avons constaté des phénomènes identiques déterminés en Belgique par un

autre Acarien d'espèce nouvelle [1] ; il est probable qu'il
en sera de même pour le *Tlasahuate* des Mexicains, et

[1] L'animal auquel nous faisons allusion est absolument localisé dans
les jardins d'une grande ferme isolée au milieu des champs ; les propriétaires, personnes très intelligentes, se sont aperçus de sa présence, il y a
environ 25 ans, à la suite d'une importation de guano du Pérou : les sacs
qui contenaient cet engrais, jetés sur une pelouse, furent, pense-t-on, la
cause de l'invasion. L'Acarien resta d'abord cantonné longtemps dans un
même coin, mais il finit par envahir tout le jardin et à le rendre ainsi
à peu près inhabitable : on ne peut s'y promener, en effet, sans rapporter
de ces hôtes désagréables qui déterminent des phénomènes identiques à
ceux que produit le Rouget. C'est, paraît-il, tous les ans, vers le 15 juillet,
qu'apparaît l'animal et l'on constate sa présence, le soir comme pendant
la journée, jusqu'aux premiers froids ; il est surtout insupportable pendant les grandes chaleurs, il suffit d'ébranler faiblement les branches ou
de marcher sur l'herbe pour être attaqué. On le trouve en quantité
fabuleuse dans le gazon et sur tous les arbres et arbustes, en plus grande
quantité sur les feuilles velues. J'ai constaté qu'il était bien difficile de
retourner une feuille, sans trouver à sa partie inférieure plusieurs de
ces animaux qui s'abritent entre les poils ou contre les nervures, d'où on
les voit courir avec une grande rapidité quand ils sont inquiétés ; ils se
montrent comme un petit point rose.

Ces Acariens ne se bornent pas à attaquer l'Homme, ils se jettent sur
les animaux qui passent à portée, Poules, Canards, Pintades, Chats,
Chiens ; ils peuvent se fixer en tous les points du corps, mais on les
voit surtout aux articulations, autour de l'œil, à l'anus, où ils déterminent
la formation d'une sorte de couronne de croûtes ; les jeunes Canards
principalement, souffrent de ce parasite et en meurent, forcés de conserver
les ailes et les pattes étendues, par suite de l'agglomération des Acariens
au pliant des articulations.

Je n'ai pas vu l'animal sur des insectes et il ne détermine aucune dé-
formation sur les plantes.

Sur l'Homme, il y a formation d'ampoules dès le premier jour et la
trace de la piqûre persiste de 3 à 5 jours.

L'animal est aveugle ; pendant plus d'un mois, j'ai trouvé les femelles
bourrées d'embryons et elles peuvent atteindre alors 0 mm, 360 de longueur ; les jeunes femelles ne mesurent qu'un quart de millimètre ; les
mâles sont relativement rares ; les petits viennent au monde avec six
pattes.

D'après les caractères fournis par les pièces buccales, dont, à la vérité,
je n'ai pas terminé l'étude, ce serait un type nouveau d'Acarien. Je pu-
blierai incessamment le résultat de mes observations anatomiques sur cet
animal.

pour l'animal appelé *Pou d'Agouti* à la Guyane , sans compter plusieurs autres formes des pays chauds sur lesquels on possède à peine quelques renseignements.

Nous dirons quelques mots sur ces différentes espèces.

Sphærogyna ventricosa.

Cet animal a été, à proprement parler, observé pour la première fois vers 1850; il s'était développé, à l'état larvaire et en quantité innombrable, dans des tas de blé récemment égrené, récolté dans la vallée de la Garonne et les ouvriers qui manipulèrent ce blé, dans les différents endroits où il fut expédié, furent aussitôt atteints de vives démangeaisons à la poitrine, aux bras, autour de la tête; chez la plupart d'entre eux, cette irritation de la peau fut suivie d'une éruption de boutons plus ou moins enflammés. Des faits analogues ont été plusieurs fois observés depuis dans les mêmes conditions, non seulement en France (cas de Robin, dans l'Indre), mais encore en Amérique.

L'on sait maintenant, pour l'avoir souvent observé, que cet Acarien vit normalement aux dépens des larves de nombreux Insectes Coléoptères, Hyménoptères, Lépidoptères, sur lesquelles il prend tout son développement; il est de couleur jaune, le mâle ne dépasse pas 0 mm. 12 de longueur, la femelle non fécondée mesure 0 mm. 20 de long sur 7 de large ; l'abdomen de celle-ci prend un développement extraordinaire et caractéristique un jour ou deux après qu'elle s'est fixée sur la proie qu'elle ne doit plus quitter : il est devenu sphérique, 10 à 20 fois plus volumineux que le thorax, et loge des petits au nombre de 40 à 50 qui, avant de naître, ont déjà acquis tous les caractères de l'animal parfait.

En Amérique, le *Sphærogyna* est regardé comme un animal utile parce qu'il attaque la Teigne des blés ; une seule chenille de cette espèce porte quelquefois un grand nombre d'Acariens ; la présence de ces animaux dans les tas de blé s'explique donc facilement [1].

Pou d'Agouti.

C'est une larve d'Acarien plus grande que le Rouget, ainsi dénommée à la Guyane parce qu'on la trouve fréquemment sur le Rongeur de ce nom ; elle fourmille dans ce pays ; on la rencontre surtout dans les herbes des savanes, mais on peut en être attaqué jusque

---

[1] C'est sans doute une espèce voisine de celle-ci qui a été décrite et figurée sommairement par Geber sous le nom de *Kritoptes monunguiculosus ;* ses larves vivaient sur l'orge dans les mêmes conditions que la *Sphærogyna* sur le blé, importunant de même les ouvriers sur lesquels dans les cas les moins sérieux elle provoquait une sorte d'urticaire. — Un autre Acarien qui vit sur les gousses de la vanille est bien connu à Bordeaux et il est sans doute pour quelque chose dans la production des accidents qu'on a réunis sous le nom de *vanillisme* et qui frappent surtout les ouvriers chargés de brosser les gousses.

sur les places publiques de Cayenne. Les Agoutis ne sont pas les seuls à en être infestés ; d'autres Rongeurs et même des Oiseaux, comme les Palmipèdes et les Echassiers, en sont quelquefois couverts ; ces Acariens recherchent les régions de la peau les plus fines et les plus facilement attaquables. Ainsi, chez les Rongeurs, on les trouve surtout au pli de l'aine et à l'aisselle et, chez les Oiseaux, on les voit groupés autour des yeux où ils forment un cercle rougeâtre.

« Ces parasites, dit Bonnet, attaquent journelle-
« ment l'Homme qui ne peut faire un pas dans les
« herbes sans en emporter avec lui. Leur fréquence
« est extrême pendant la saison sèche. Au dire des
« créoles, ils sont plus nombreux dans les lieux où
« vivent les Agoutis. Nous en avons trouvé partout,
« même dans les herbes qui poussent sur la place des
« Palmistes à Cayenne, où on ne voit pas le moindre
« Agouti. La présence de ces Acariens est un des in-
« convénients les plus désagréables de la Guyane où il
« est impossible de s'asseoir sur le sol sans en avoir
« sur toutes les parties du corps.

« Les piqûres ne sont nullement dangereuses, mais
« elles occasionnent des démangeaisons insuppor-
« tables. Aussi, malgré soi, se déchire-t-on la peau à
« force de se gratter, jusqu'à ce que le parasite ait été
« écrasé dans ces manœuvres... »

Tlasahuate (nom indigène).

Au Mexique, un petit Acarien qui vit dans le gazon attaque l'Homme et se fixe presque toujours aux paupières, aux oreilles, au nombril; sa présence est la cause de démangeaisons avec rougeur et gonflement; la plaie suppure quelquefois.

Nous ne nous occuperons pas des parasites accidentels et temporaires qui ont été parfois observés sur l'Homme, comme le *Dermanyssus galline* que l'on a trouvé sur des filles de ferme, l'Ixode ricin, qui attaque si fréquemment le Chien de chasse et que nous avons vu séjourner pendant plusieurs mois au poignet d'une dame qui refusait de se le laisser enlever, s'imaginant que *c'était un cautère* (!!!), et quelques autres espèces exotiques ou indigènes qui se trouvent chez l'Homme dans les mêmes conditions.

On a parfois cité certains Myriapodes comme susceptibles de vivre en parasites chez l'Homme dans les cavités nasales et même dans l'intestin; il ne nous paraît pas que les cas rapportés jusqu'ici soient probants.

INSECTES HÉMIPTÈRES

Les Poux.

Ces animaux appartiennent à l'ordre des Hémiptères, qui renferme les Insectes caractérisés essentiellement par leurs pièces buccales disposées pour piquer et par l'absence de métamorphoses ; le manque d'ailes chez ces parasites les fait classer à part dans cet ordre.

Les Poux habitent sur une foule de Mammifères, chacun de ceux-ci, pour ainsi dire, a son espèce propre et certains d'entre eux même, comme l'Homme, par exemple, en hébergent plusieurs. Ils se tiennent sur la peau, entre les poils et se nourrissent de sang. Tous se reproduisent par des œufs que la mère fixe sur les poils à l'aide d'une substance agglutinative ; l'incubation est rapide ; la larve devient vite adulte et elle pond un nombre considérable d'œufs.

Le Pou de la tête (Pediculus capitis).

Le Pou de la tête (fig. 61) peut atteindre 2 mill. de long sur 1 mill. de large ; il vit dans les cheveux de l'Homme et surtout sur la tête de l'enfant ; ses œufs, connus sous le nom de *lentes*, ressemblent à de petits grains grisâtres et ternes et se voient à l'œil nu collés aux cheveux. Les petits deviennent adultes en moins de quatre semaines et se mettent aussitôt à pondre : on a calculé qu'une seule femelle peut en huit jours pondre 5,000 œufs; aussi, quand rien ne vient s'y opposer, la multiplication de ces animaux est-elle vraiment effrayante.

La présence des Poux détermine d'abord des démangeaisons, puis, si les parasites ne sont pas promptements détruits, il survient au cuir chevelu et à la nuque, des excoriations dues aux grattages, des éruptions pustuleuses et vésiculeuses, que l'on a considérées

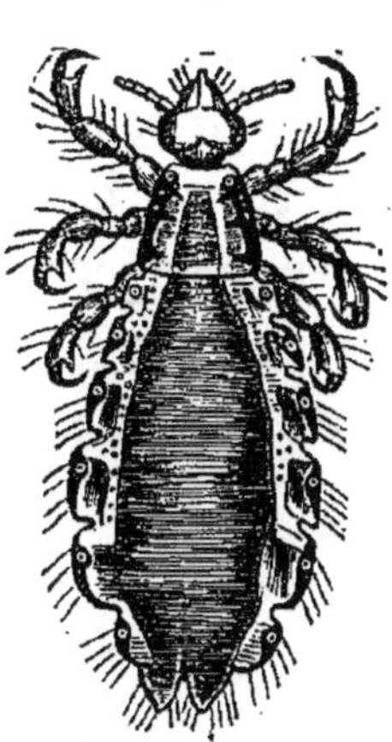

Fig. 61. — Le Pou de la tête (*Pediculus capitis*).

à tort comme caractérisant un *impétigo* d'espèce particulière. Il se forme ainsi des croûtes plus ou moins épaisses sous lesquelles se cachent les parasites, et que les anciens auteurs ont diversement interprétées.

Dans certains cas, les lésions consécutives à la présence des Poux peuvent devenir assez sérieuses par suite de l'engorgement des ganglions lymphatiques, mais nous ne voulons pas nous étendre davantage sur ce sujet.

On détruit très facilement ces animaux, lorsqu'ils sont en très grande quantité, après avoir coupé les cheveux du malade, en enduisant copieusement la tête d'un mélange à parties égales, d'huile ordinaire et d’huile de pétrole. L’huile ordinaire suffirait pour tuer les adultes dont elle vient obstruer les stigmates, mais elle serait sans action sur les œufs qu’atteint le pétrole.

Beaucoup de peuplades sauvages cherchent à se débarrasser des Poux à la façon de certains animaux et les mangent avec plaisir ; — ils traitent, d’ailleurs, de même les Poux des vêtements dont nous allons maintenant parler.

Pou des vêtements ou Pou du corps (Pediculus vestimenti).

Ce Pou est plus long et plus gros que le Pou de la tête ; il mesure de 2 à 3 millimètres de longueur. Il ne se tient pas sur le cuir chevelu, mais se cache dans les plis des vêtements qui sont en contact immédiat avec la peau, principalement au dos et à la poitrine ; la démangeaison qu’il détermine est plus vive que celle du Pou de la tête.

C’est cette espèce surtout qui martyrise les soldats en campagne ou dans les casernes ; les gens malpropres dans la classe pauvre en hébergent aussi fréquemment. La femelle pond ses œufs dans les coutures des vêtements, aussi le meilleur moyen de se débarrasser de ce parasite est-il de changer souvent de linge.

Il n’est pas douteux que ce soit à cette espèce que

l'on doive rapporter les accidents particuliers qui ont été désignés sous le nom de *phtiriase* ou de *maladie pédiculaire* et que l'on a parfois attribuée à une espèce distincte qui avait reçu le nom de *Pediculus tabescentium*.

Il faut remarquer que, jusqu'ici, aucun observateur autorisé n'a pu étudier les causes de cette maladie pédiculaire. Quoi qu'il en soit, l'histoire nous a transmis des relations de cette maladie dans laquelle on voyait les Poux pulluler d'une manière effrayante sur le malade et elle a conservé les noms d'hommes célèbres qui en ont été victimes. Rappelons ceux du « divin » Platon, du roi Hérode, d'Antiochus, de Julien, oncle de l'Apostat, de Sylla le dictateur, de Valère-Maxime, du cardinal Duprat, de l'évêque Foucquau, de Philippe II, roi d'Espagne, etc., etc. Faute de documents sérieux, nous ne pouvons insister sur ce sujet.

Quelques cas analogues à ceux que nous venons d'indiquer ont été relevés toutefois depuis une vingtaine d'années : on a signalé des malades atteints d'affections de la peau dans les ulcérations desquels grouillaient des milliers de poux, mais les observations auxquelles nous faisons allusion sont de tous points insuffisantes.

Pou du pubis (*Phthirius inguinalis*).

C'est un insecte long d'un peu plus de 1 millimètre et à peu près aussi large que long, très différent par conséquent à première vue des deux espèces précédentes (fig. 62).

Il vit sur toutes les régions velues du corps, le cuir chevelu excepté, et on peut le trouver jusque dans les sourcils et entre les cils, aux aisselles, etc. ; on le ren-

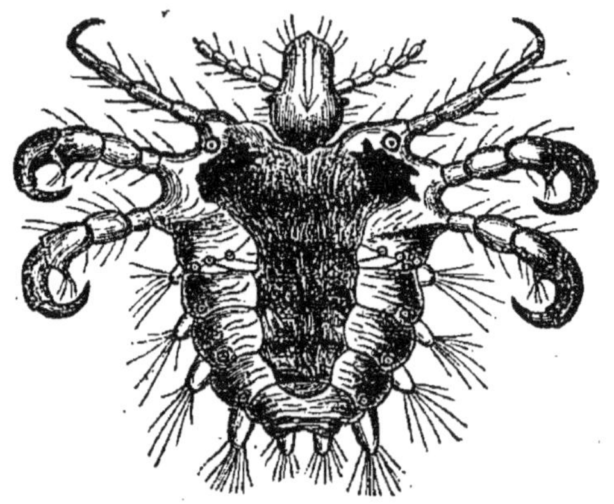

Fig. 62. — Le Pou du pubis (*Phthirius inguinalis*).

contre principalement dans la région pubienne ; il détermine des cuissons et des démangeaisons et par sa piqûre, aussi bien que par le grattage, il détermine diverses lésions de la peau.

On voit assez fréquemment sur les individus porteurs de ce parasite, en différents points du corps, tels que l'abdomen ou la face antérieure et interne des cuisses, des taches bleues particulières que nombre de médecins distingués avaient rattachées à la fièvre typhoïde ; on enseignait que les *taches bleues* ou *taches ardoisées* se montraient également dans la fièvre synoque ; quelques médecins, toutefois, ayant observé ces taches dans les maladies les plus diverses, ne leur attribuaient qu'une médiocre importance, mais personne ne soupçonnait leur véritable nature, quand on vint démontrer (1878) que ces taches étaient dues tout simplement à la piqûre du Pou du pubis ! .

Le Pou du pubis se transmet le plus souvent à la suite des rapports sexuels, mais il peut également se propager à l'aide des vêtements, les draps de lit, le siège des cabinets d'aisance, etc. Les cabinets d'aisance sont même fréquemment incriminés.

Les pommades mercurielles, les lotions au pétrole, à l'eau de Cologne, etc., débarrassent bien vite le malade de ses parasites. L'huile ordinaire suffirait bien à les faire périr, mais elle n'atteindrait pas la vitalité des œufs.

DIPTÈRES

Tout le monde connaît les Diptères, ces insectes pourvus de deux ailes seulement, dont la Mouche domestique, si commune dans nos appartements, est le type le plus répandu dans nos pays; tout le monde connaît également les larves de ces animaux : qui n'a vu, en effet, pendant l'été, les *vers de la viande*, encore appelés *asticots ?* Ce sont les larves d'une grosse mouche bleue bourdonnante, fort commune aussi partout (*Calliphora vomitoria*).

Plusieurs espèces de Diptères peuvent vivre en parasites sur l'Homme et toutes, sauf un cas particulier, celui de la Puce chique, ne vivent à nos dépens que durant l'état larvaire. La façon dont ces larves se comportent dans l'organisme varie beaucoup suivant les espèces. Les unes vivent sous la peau, sans étendre leurs dégâts au delà du point où elles se développent; d'autres pénètrent dans les chairs qu'elles ravagent au loin; quelques-unes enfin ont été trouvées dans le tube digestif, où leur présence détermine des troubles variés, mais elles ne font pour ainsi dire que traverser ce dernier appareil ou bien leur séjour y est très court. L'on ne peut guère considérer les dernières comme de vrais parasites, d'autant qu'elles ne vivent pas normalement chez les animaux dans des conditions analogues à celles sous lesquelles on les a observées chez l'Homme; elles ont des habitudes saprophages; ce sont là simplement des hôtes accidentels, mais il est intéressant de savoir quelles sont ces espèces qui peuvent résister au milieu anormal constitué par l'organisme humain.

Les larves des Diptères, d'ailleurs, possèdent à l'égard du parasitisme une facilité remarquable d'adaptation : tandis qu'on cite à peine quelques larves de Lépidoptères et de Coléoptères qui peuvent traverser le tube digestif sans être digérées, on connaît, au contraire, un nombre relativement grand de larves de ces animaux qui non seulement ne sont pas digérées, mais qui peuvent vivre et évoluer plus ou moins complètement dans le tube digestif.

Il n'est pas de Diptères qui soient normalement et exclusivement parasites de l'Homme ; même les espèces qui vivent le plus fréquemment aux dépens de notre organisme, sont bien plutôt des parasites des animaux, puisqu'on les trouve très habituellement chez ceux-ci, mais ils n'en rentrent pas moins dans notre cadre, puisqu'ils sont, à l'occasion, de vrais parasites de notre espèce.

Nous traiterons de ces animaux sous trois chapitres : dans le premier nous passerons en revue les Diptères qui vivent aux dépens de la peau et des organes immédiatement sous-jacents ; dans le second nous dirons quelques mots des espèces qui peuvent séjourner dans l'intestin et enfin, nous parlerons dans le troisième chapitre de la *Puce chique*, Diptère sans ailes, le seul qui vive sur l'Homme à l'état parfait.

I. *Diptères vivant dans la peau ou aux dépens des organes immédiatement sous-jacents.*

Ce n'est pas d'aujourd'hui qu'on a observé des Diptères sur l'Homme et les anciens ont même mis à profit les mœurs de ces animaux. Plutarque nous rapporte un exemple devenu classique et que nous rappellerons : les rois de Perse, dit-il, condamnaient les grands criminels à être dévorés tout vifs par les

Mouches. Ils plaçaient le coupable entre deux bateaux d'égale longueur et l'exposaient au soleil, en laissant passer les mains, les pieds et la tête; on enduisait la face de miel afin d'attirer les Mouches et celles-ci venaient pondre sur le patient. Les larves, aussitôt l'éclosion, pénétraient dans les chairs pour s'en nourrir. Mithridate, condamné à ce genre de mort, vécut, dit-on, quatre-vingt-dix jours dans cet horrible supplice.

Des exemples également classiques sont ceux de Roullin et de Cloquet : le premier concerne un mendiant du Lincolnshire, qui, ivre sans doute, s'était endormi au bord d'une route, après avoir placé entre sa peau et la chemise la viande et le pain restés de son dernier repas. La viande fut bientôt couverte de larves qui passèrent à la chair vive; quand on releva cet homme, il était déjà tellement dévoré que sa mort paraissait inévitable et, en effet, malgré les soins d'un médecin, il mourut quelques heures après.

Le deuxième cas est rapporté par Raspail : un ivrogne fut ramassé à Paris dans un fossé et transporté à l'hôpital « grouillant de vers par toutes les surfaces, les ren-
« dant par dizaines du nez, des yeux, des oreilles; le
« cuir chevelu était soulevé par des tumeurs aux perfo-
« rations irrégulières dans lesquelles grouillait une
« énorme quantité de larves... Le malheureux était
« dévoré tout vivant par des larves de mouches. »

Dans ces exemples, que l'on pourrait multiplier et pour lesquels il s'agit sans doute de la *Mouche bleue de la viande* (*Calliphora vomitoria*) ou d'une espèce voisine, on peut dire que les larves, arrivées sur la peau, la pénètrent, dévorant les tissus vivants, absolument comme le font les asticots pour la viande de boucherie : dans des conditions favorables de chaleur et d'abondante nourriture elles évoluent avec une rapidité extraordinaire.

Dans presque tous les cas observés, il s'agissait de gens endormis, surtout d'ivrognes ou de gens malpropres, sur lesquels les Mouches arrivaient par erreur, croyant, à cause de la mauvaise odeur exhalée par ces personnes, avoir rencontré de la viande en train de se putréfier [1]. C'est dans le nez et les oreilles plus souvent que sur la peau, que pondent les Diptères. On a vu aussi ces animaux pondre dans les plaies de l'Homme, comme ils le font d'ailleurs dans celles des animaux, et, même des accidents de cette nature ont été observés en France (hôpitaux du Midi). Des faits de cette sorte pour être rares n'en ont pas moins souvent déterminé la mort.

Il faut distinguer les cas dont nous venons de parler et dans lesquels les larves des Diptères ravagent la peau et les tissus sous-jacents de ceux, beaucoup moins graves, dans lesquels les jeunes larves s'enfoncent sous les téguments pour s'y développer, déterminant tout simplement des sortes d'abcès locaux. Il est

---

[1] On a vu de ces animaux, trompés par l'odeur cadavéreuse que dégagent certaines fleurs (*Arum, Stapelia*, etc.), venir pondre également sur ces végétaux ou encore sur le *Phallus impudicus*, sorte de Champignon indigène d'odeur repoussante.

fréquent d'observer des phénomènes de la nature de ceux-ci chez différents Mammifères et les mêmes espèces de Diptères s'en prennent indifféremment à l'Homme et aux animaux.

Une remarque intéressante à faire à ce propos, c'est que les Diptères qui vivent sous les téguments de cette dernière façon sont presque toujours des Œstrides; relativement fréquents sur l'Homme dans les contrées tropicales, les cas en sont très rares en Europe. Au contraire, les cas de Diptères qui vivent sur l'Homme ou les animaux, en en rongeant les tissus et en déterminant des désordres bien autrement graves que les premiers, ne sont pas précisément rares dans les contrées tempérées : ce sont toujours des Muscides.

Nous allons passer en revue les différents Diptères qui, de quelque façon, vivent en parasites aux dépens de notre espèce, en signalant, à propos de chacune, les particularités biologiques qui la caractérisent. Il faut noter que plusieurs d'entre elles sont mal connues à l'état parfait. Voici d'abord la liste de ces animaux :

DIPTÈRES QUI ATTAQUENT LES TISSUS

ŒSTRIDES :	MUSCIDES :
Dermatobia noxialis.	*Sarcophila magnifica.*
» *cyanoventris.*	*Lucilia macellaria.*
Cephalomya ovis.	*Ochromya anthropophaga.*
Hypoderma bovis.	*Anthomya pluvialis.*
» *diana.*	

DIPTÈRES PARASITES ACCIDENTELS DE L'INTESTIN
(MUSCIDES)

Piophila casei.

Drosophila melanogaster.

Homalomia incisurata.

» canicularis.

» scalaris.

Hydrothæa meteorica.

Cyrtoneura stabulans.

Pollenia rudis.

Calliphora erythrocephala.

Calliphora vomitoria.

Lucilia cæsar.

» regina.

Sarcophaga hæmorrhoida-
lis.

» hæmatodes.

Eristalis arbustorum.

Teichomyza fusca.

Simulia ?

Dermatobia noxialis.

Ce Diptère se rapproche par les caractères extérieurs tels que la taille et la couleur de l'abdomen de la grosse mouche bleue que l'on voit dans les maisons, ses ailes sont d'un rouge pâle ; elle est commune dans l'Amérique du Sud et elle s'attaque principalement aux Bœufs, qui hébergent souvent plusieurs centaines de ses larves, connues, suivant les pays, sous les noms de *ver macaque, ver moyacuil,* etc. La femelle pond sur la peau et les larves, armées à cet effet, pénètrent dans les téguments ; elles déterminent la formation de tumeurs d'où s'écoulent continuellement des matières purulentes, jusqu'à ce que, l'évolution terminée, la larve sorte pour achever son développement sur le sol.

La Dermatobie s'attaque aussi aux Chiens, au Jaguar et même souvent à l'Homme, sur lequel elle se comporte exactement comme sur le Bœuf; dans ces dernières années, on a trouvé en France, à plusieurs reprises, des larves de cet animal, sur des personnes récemment arrivées d'Amérique.

Il existe en Amérique une deuxième espèce de *Dermatobia* (*D. cyanoventris*) qui ne diffère de la première que par la coloration de l'abdomen entièrement bleu, et non marqué de blanc à la partie antérieure.

Enfin, tout récemment, on signalait dans l'Afrique centrale des Diptères dont les larves vivent sur le Bœuf et assez souvent aussi sur l'Homme. S'agit-il d'une espèce du même genre ?

Dans la famille des Œstrides, à laquelle appartiennent les *Dermatobia*, on trouve encore quelques espèces qui ont été rencontrées exceptionnellement sur l'Homme, comme la *Cephalomya ovis*, signalée pour la première fois par Kirschmann en 1881, l'*Hypoderma bovis*, espèce du Bœuf, observée deux fois sur la tête d'enfants en Belgique et en Sicile, l'*Hypoderma diana*, qui vit normalement sur les Cervidés. Ces deux dernières vivent sous la peau tandis que la première vit dans les sinus frontaux [1].

---

[1] La *Cephalomya ovis* pond ordinairement ses œufs dans les narines des

Sarcophila magnifica[1].

Ce Diptère a la taille de la Mouche bleue qui dépose ses larves sur la viande dans nos maisons : elle est de couleur gris cendré avec des bandes longitudinales sur le thorax et l'abdomen porte sur chaque anneau trois taches noires dont les deux latérales sont plus petites.

C'est à un médecin russe, Portschinsky, que l'on doit les données fort intéressantes que l'on possède maintenant sur cet animal. D'après cet auteur, la Sarcophile ne pénètre pas dans les maisons et vit en plein air. Elle dépose ses larves dans les plaies des animaux ou dans les points où la peau est mince, comme dans la région inguinale, ou encore dans des cavités naturelles (oreilles, nez). Ces larves, en rongeant les tissus, peuvent produire en peu de temps de graves désordres. La Sarcophile attaque les Bœufs, les Che-

Moutons. Les larves, aussitôt écloses, grimpent dans les fosses nasales et pénètrent jusqu'aux sinus frontaux, pour s'y nourrir des mucosités dont leur présence accroît la sécrétion; on trouve rarement moins de sept à huit de ces larves de différentes tailles dans le nez d'un Mouton infesté ; elles se fixent par leurs crochets et séjournent là de 10 à 11 mois, avant de tomber au dehors pour se transformer en chrysalide, après s'être enfoncées dans le sol. Les larves, si elles sont en petit nombre ne déterminent pas d'accidents; si elles sont très nombreuses, elles peuvent déterminer des phénomènes qui rappellent le tournis.

[1] Cette espèce a été encore appelée *Sarcophila Wohlfarti* par Portschinsky qui la croyait nouvelle; l'identité des *S. magnifica* et *Wohlfarti* est admise par le professeur Laboulbène, si compétent en ces matières.

vaux, les Porcs, les Moutons, les Chiens et même les Oiseaux domestiques, les Oies en particulier. « Depuis « quelques années, dit Portschinsky, l'infection des « bestiaux par les larves de Mouches dans le gouver- « nement de Mohilew, s'étend sur les deux tiers et « même la moitié des animaux d'un troupeau. Une « plaie insignifiante est soudainement envahie par ces « larves et bientôt devient inguérissable ; la Sarco- « phile a une influence non moins grande sur la santé « de la population humaine du gouvernement de « Mohilew, car, d'après les observations d'un grand « nombre de médecins de la ville et surtout des dis- « tricts ruraux, la présence de la larve chez des « enfants de moins de treize ans est très fréquemment « observée. Ces larves vivent dans les oreilles, dans « le nez et même dans le palais, et produisent des « douleurs quelquefois si considérables que les malades « en perdent les sens. De fortes hémorrhagies par le « nez ou par les oreilles surviennent, qui affaiblissent « extraordinairement les enfants qui les portent et qui « sont, par suite, très pâles et amaigris, les traits du « visage tirés, et ils restent même dans cet état encore « pendant longtemps après la disparition des larves. « Les désordres produits par ces larves sont quelque- « fois considérables.

« Développées dans l'oreille, elles dévorent les parties « molles du conduit auriculaire, et il n'est pas rare de « les voir traverser le tympan, d'où une surdité soit

« passagère, soit durable ; pondues dans les yeux, elles
« peuvent amener la perte complète de la vue.

« Dans le gouvernement de Mohilew et particu-
« lièrement dans les districts de Mohilew, de Œrscha
« et de Gorki, on trouve à peine quelques villages où
« la maladie produite par ces mouches soit inconnue
« aux paysans ; plusieurs familles me sont connues
« dont les membres ont été gravement atteints de
« cette maladie, et ce sont particulièrement les domes-
« tiques, en général de race hébraïque, qui sont le plus
« exposés aux atteintes de cette Mouche, par suite de
« l'habitude qu'ils ont de dormir dans les champs
« pendant le jour. »

Ce n'est pas seulement en Russie que la Sarcophile
magnifique cause les accidents que nous venons de
rapporter ; Mégnin, en faisant éclore les larves de Diptères souvent constatées dans les plaies des animaux, a
toujours obtenu l'espèce étudiée par Portschinsky.
Citons, à ce propos, l'observation intéressante de Laboulbène qui, en 1883, a obtenu la même Sarcophile
de larves provenant des fosses nasales d'un cultiva-
teur de l'Hérault atteint d'une maladie, caractérisée
par l'extrême fétidité du nez (ozène). En Algérie,
paraît-il, les Dromadaires sont souvent attaqués par
une espèce voisine de celle-ci.

La Lucilie bouchère (Lucilia macellaria).

Le genre Lucilie est représenté très communément dans nos pays par un certain nombre d'espèces caractérisées à première vue par leur abdomen court et arrondi, dont la teinte métallique les fait vulgairement appeler *Mouches dorées*. L'espèce qui a acquis le plus

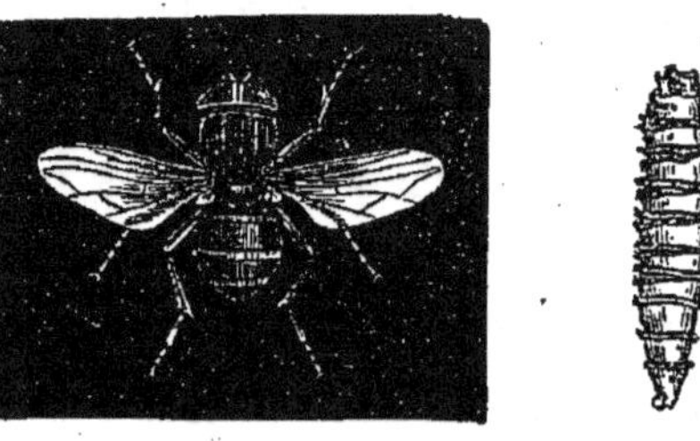

Fig. 63 et 64. — La Lucilie bouchère (*Lucilia macellaria*).

de célébrité est sans contredit la Lucilie bouchère (fig. 63).

Cette espèce qui, entre autres appellations, a encore reçu les noms de *anthropophaga* et de *hominivorax* à cause de ses habitudes est, dit-on, très variable dans sa coloration. On la rencontre dans une grande partie de l'Amérique, depuis le nord des Etats-Unis jusqu'à la République Argentine, et elle s'observe dans les villes comme à la campagne. — Peut-être plusieurs espèces sont-elles confondues sous son nom.

Quoi qu'il en soit, c'est un animal très redoutable qui se comporte d'une façon analogue à la *Sarcophila magnifica*, en déposant ses œufs dans les plaies de l'Homme ou des animaux domestiques, ou qui les pond dans les oreilles des gens malpropres ou encore dans les cavités nasales des malades atteints d'ozène ou des personnes qui ont l'haleine fétide. Les habitants qui se préoccupent des règles de l'hygiène n'en sont jamais atteints, bien que ces insectes soient très répandus et à Cayenne, par exemple, on ne signale guère ces larves que sur les déportés [1].

L'attention des praticiens et surtout de nos médecins à Cayenne a été attirée sur les cas si fréquents dans lesquels les larves, nées dans les fosses nasales, se sont développées dans les sinus frontaux, cas bien autrement graves que ceux dans lesquels les larves se développent dans les plaies du reste du corps. « Le début est très « insidieux, dit Laboulbène ; à peine y a-t-il quelques « fourmillements dans les fosses nasales, puis ces four- « millements augmentent rapidement et la céphalalgie « se déclare dans la région sus-orbitaire. Bientôt on « constate le gonflement de la région nasale et l'en- « flure se prononce de plus en plus, s'étendant du nez « aux parties voisines de la face : il survient des « saignements de nez parfois très abondants et dif-

[1] Kérangal a fait la remarque très judicieuse que presque tous les cas qu'il a observés étaient relatifs à des hommes atteints d'ulcération des fosses nasales.

R. MONIEZ. — Parasites.   16

« ficiles à arrêter, la douleur sus-orbitaire est des plus
« vives, comparable à un coup de barre de fer.

« A cette période et plusieurs jours après le début,
« il s'échappe ordinairement quelques larves qui sor-
« tent soit par l'orifice des fosses nasales, soit par des
« ulcérations qui se produisent sur la peau gonflée et
« violacée par places de la région supérieure du nez.
« Il s'écoule une sérosité fétide et sanguinolente par
« les narines.

« D'autres fois, les larves se répandent dans le voile
« du palais, le pharynx, les orbites, les paupières et
« même dans la cavité buccale et les gencives.

« Les symptômes généraux prennent une grande
« intensité; il y a de la fièvre, presque toujours de
« l'agitation et du délire; on constate la réaction d'une
« inflammation des plus vives des fosses nasales et des
« sinus frontaux, avec propagation aux méninges cé-
« rébrales ; alors la mort est inévitable. On a trouvé
« le cuir chevelu enflammé et décollé.

« Si ces larves sont sorties par suite de manœuvres
« thérapeutiques et dans les cas les plus favorables, la
« guérison n'a lieu qu'avec une perte de substance et
« avec des cicatrices plus ou moins difformes de la
« région nasale. »

TRAITEMENT. — Rien n'est plus simple quand les
larves sont dans les plaies que de s'en débarrasser, on
peut les extraire ou les tuer par des lavages à l'acide

phénique; les injections benzinées réussissent pour l'oreille, quand on arrive à temps; il en est de même pour les cas dans lesquels les larves se trouvent dans les sinus frontaux : l'on emploie les injections de ben-zine, de térébenthine, de chloroforme, en prenant garde toutefois que les liquides utilisés ne soient pas trop irritants, mais soient cependant à un degré suffisant pour inquiéter les larves ou les rendre malades : des lavages à grande eau les délogent et il faut bien prendre garde de ne pas laisser leurs cadavres dans ces cavités.

Les Lucilies de nos pays peuvent quelquefois se comporter d'une manière analogue à l'espèce que nous venons d'étudier : il est vraisemblable que ces Diptères pondent quelquefois dans les plaies de l'Homme, il est certain qu'ils s'attaquent aux animaux, mais ils ont été généralement trop mal étudiés dans les diffé-rents cas observés jusqu'ici pour que l'on soit fixé sur leur identité; ce sont d'ailleurs, comme on sait, des ani-maux difficiles à déterminer. On peut dire la même chose d'ailleurs pour beaucoup de larves de Diptères observées sur l'Homme, mais dont on n'a pas vu l'état parfait[1].

Notons que l'Homme et les Mammifères ne sont pas les seuls hôtes recherchés par la Mouche; nous-

---

[1] Il faut peut-être rapporter à l'action des Lucilies, ou à des Mouches de genre voisin la maladie appelée *Peenash* dans le N.-O. de l'Inde et qui est produite par une larve qui se loge dans la lame criblée de l'ethmoïde.

mêmes avons cité, il y a déjà longtemps (1876), le cas
de Crapauds rongés vivants par les larves d'une Lucilie
particulière et de nombreux observateurs ont, depuis,
répété la même observation.

Ochromya anthropophaga.

C'est une espèce depuis longtemps connue par sa
larve, dite *Ver de Cayor*, que nos médecins du Sénégal
ont eu souvent l'occasion d'observer. Le Ver de Cayor,
ainsi appelé du petit royaume de ce nom situé à la côte,
entre l'embouchure du Sénégal et le Cap Vert, se
développe également sur les hommes de races différentes et sur les animaux ; il semble affectionner plus
particulièrement la région postérieure du tronc et les
membres inférieurs ; la larve, en pénétrant sous la peau,
détermine la formation d'une sorte de furoncle qui
détermine de vives douleurs pendant les premiers jours
et dure à peu près une semaine, après quoi la larve est
expulsée naturellement. — La larve se comporte donc
absolument comme celles du *Dermatobia*.

On prétend que le Ver de Cayor attaque seulement
les personnes qui se sont reposées sur le sable ; s'il en
est ainsi, c'est probablement que les œufs sont pondus
sur le sol et que les larves y vivent jusqu'à ce qu'elles
puissent pénétrer dans la peau d'un Mammifère.

L'insecte parfait mesure environ un centimètre de

long; il est de couleur marron clair plus intense sur le dos que sur l'abdomen.

Anthomya pluvialis?

C'est une grosse Mouche très commune partout. Danthon de Moulins retira de l'oreille d'un malade, qui souffrait d'une très vive inflammation avec douleurs affreuses, plusieurs larves et chrysalides d'où sortirent des Diptères du genre *Anthomya* et très voisines de l'*A. pluvialis*, d'après la détermination de Laboulbène; elles avaient « entamé le fond de l'oreille ».

Nous verrons un peu plus loin que des espèces très voisines de celle-ci peuvent vivre dans l'intestin de l'Homme. — L'*Anthomya pluvialis* aurait été aussi rencontrée à l'état larvaire dans des plaies cutanées.

II. — *Diptères dont les larves ont été trouvées vivantes dans l'intestin.*

Dans des publications fort intéressantes qu'il vient de faire paraître, le Dr G. Joseph, de Breslau, a fait connaître la liste des Diptères qui, arrivés accidentellement dans l'intestin de l'Homme, pouvaient y poursuivre leur évolution sans être digérés, ce sont :

1° La *Piophila casei,* la Mouche du fromage, dont la larve bien connue saute comme un ressort. Elle est avalée dans les croûtes du fromage à l'état d'œuf ou

de jeune larve ; elle peut vivre dans l'intestin jusqu'à
atteindre la forme presque complète de chrysalide.
Quand ces larves se trouvent réunies en grand nombre,
elles donnent lieu à des crises de coliques.

2° La *Drosophila melanogastra*, petite Mouche très
commune qui vit d'ordinaire aux dépens des matières
végétales en fermentation, plus rarement des matières
animales. « Le plus fréquemment, peut-être, dit
« Joseph, c'est par la crème aigrie que l'on conserve
« dans les offices sans la protéger et sur laquelle j'ai
« quelquefois trouvé les œufs et de jeunes larves, que
« cette espèce arrive dans l'estomac. » Les larves sont
d'ordinaire rejetées par l'anus avant d'avoir atteint le
stade de chrysalide ; les troubles qu'elles déterminent
dans l'intestin ne sont pas différents de ceux que produit l'espèce précédente.

3° Les *Homalomya* (*Anthomya*) *incisurata, canicularis,
scalaris*. Mouches se rapprochant beaucoup des Mouches
proprement dites et très communes, sauf la première
espèce ; leurs larves sont remarquables par les longues
épines barbelées qui les recouvrent : elles peuvent atteindre l'état de chrysalide dans l'organisme humain ;
leur présence dans l'estomac est marquée par du malaise,
des nausées, dans l'intestin par une sorte de dysenterie[1]. Nous avons figuré des larves d'*Anthomya* (fig. 65).

[1] Ce sont du reste les larves d'*Homalomya* qui ont été le plus souvent
rencontrées dans le tube digestif, en France, en Angleterre, dans le
Kentucky, etc.

4° L'*Hydrothæa meteorica*. Mouche de taille moyenne, noire, très commune, dont les larves vivent d'habitude dans les matières animales en putréfaction. G. Joseph en a observé deux cas chez des enfants qui, à la suite d'un état dysentérique, en rejetèrent chacun une soixantaine d'individus. Dans les deux cas les larves rejetées

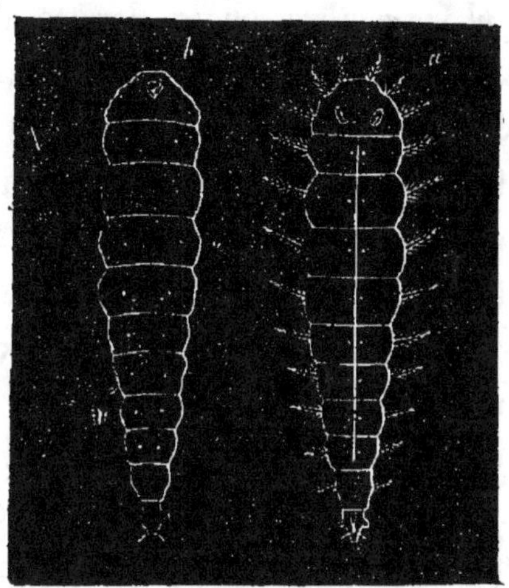

Fig. 65. — *Larves d'Anthomyes.*

n'étaient pas complètement développées, mais on put les élever avec de la viande crue, ce qui montre bien qu'elles n'avaient pas souffert pendant leur séjour dans l'intestin. — Un exemple analogue, mais très ancien, du parasitisme de cette mouche, existait déjà dans la science.

5° La *Cyrtoneura stabulans*. Les larves de cette Mouche ont été observées dans des Champignons et aussi dans des chenilles et des larves d'Hyménoptères. Laboulbène le premier les indiqua chez l'Homme comme parasites accidentels ; on les a vues en énorme quantité dans l'intestin où elles provoquaient des troubles considérables.

6° La *Pollenia rudis*, espèce très commune partout. Joseph cite un cas où plusieurs centaines de larves furent rejetées vivantes, mais non complètement développées, par une personne anémique.

7° La *Calliphora erythrocephala*. Espèce commune très voisine de la Mouche bleue de la viande (*Calliphora vomitoria*). Peu d'heures ou peu de jours après l'éclosion des œufs dans l'estomac, il se produit de telles nausées que, d'habitude, les vomissements rejettent les larves. Joseph cite le cas observé par lui-même, d'un voyageur de commerce chez lequel les accidents se déclarèrent après qu'il eut mangé une côtelette de veau froide servie en chemin de fer ; le lavage de l'estomac ramena environ 100 larves de cette espèce.

8° G. Joseph cite aussi comme fréquemment observées dans le tube digestif, les jeunes larves des *Lucilia cæsar* et *regina*. Les accidents qu'elles déterminent diffèrent de ceux qui sont dus à l'espèce précédente.

9° Les larves de deux espèces de *Sarcophaga* (*S. hæmorrhoidalis* et *hæmatodes*) observées chacune une fois par l'auteur ; elles causent des troubles stomacaux intenses, parce qu'elles se fixent par leurs crochets sur la paroi de l'organe et y causent des érosions ; les efforts de vomissement ne les détachent pas. Elles arrivent dans l'estomac avec la viande crue ; les accidents qu'elles déterminent sont assez sérieux pour que le malade fasse appeler le médecin. Le mieux est de recourir au lavage de l'estomac après action de la naphtaline.

Joseph fait remarquer à ce propos que ces deux *Sarcophaga* seulement peuvent vivre quelque temps en parasites dans l'estomac de l'Homme et du Chien : les jeunes larves des *S. carnaria* et *striata*, introduites avec la viande dans l'estomac du Chien, étaient digérées quelques heures après l'expérience.

10° Les larves de l'*Eristalis arbustorum*. Les larves connues du genre Eristale sont très remarquables par le long prolongement de leur extrémité postérieure : c'est un tube dans lequel s'ouvrent les stigmates et qui, étant très extensible, permet à l'animal d'atteindre la surface pour respirer, quand il est enfoncé dans les matières en putréfaction dans lesquelles il vit ; aussi le vulgaire lui donne-t-il le nom de *Ver à queue*. L'*Eristalis arbustorum* est très commune partout. Un seul cas observé jusqu'ici.

A cette liste donnée par le médecin de Breslau, il faut certainement ajouter : la *Teichomyza fusca*. Tout le monde connaît ce Diptère d'un brun noir, extrêmement commun dans les urinoirs des grandes villes où on le trouve toujours en nombre considérable, sur les vieux murs, dans les écuries, dans les cabinets d'aisance, etc. On dit qu'elle a été importée en France par les Russes en 1815. De nombreuses observations ont montré que sa larve peut se fixer aux parois intestinales, y vivre et s'y développer chez l'Homme, en déterminant des troubles de l'appareil digestif; on l'a assez souvent trouvée dans les selles et les vomissements. L'expérience a montré qu'elle peut vivre trois jours dans l'intestin du Rat[1].

Citons encore le cas rapporté par Krause en 1886 d'un homme qui tombe subitement malade dans la journée en présentant des symptômes d'angoisse, de l'oppression et un véritable accès d'épilepsie réflexe. Un purgatif salin détermine l'évacuation avec les selles de plusieurs milliers de larves que Leuckart reconnut pour appartenir à la *Musca vomitoria* et à l'*Anthomya (Homalomya) canicularis*. — Comment toutes ces larves arrivent-elles dans l'intestin : il n'y a guère qu'une éventualité probable, c'est par l'ingestion de viandes froides sur lesquelles les Diptères ont pondu.

Enfin, en laissant de côté les observations douteuses, nous signalerons, pour terminer, le cas d'un grand intérêt fourni par Lutz et observé au Brésil, d'un homme qui, après de fortes douleurs d'estomac, rejeta, à plusieurs reprises, une centaine de larves vivantes dont la forme rappelait celle du genre *Simulia;* l'infection n'avait pu se faire que 14 jours auparavant avec de l'eau de marais prise en boisson par le malade; l'on sait que les larves de Simulies vivent dans l'eau[2].

[1] Cette larve vit dans l'urine et dans les plâtras qui en sont imbibés, dans les matières des fosses d'aisance et nous l'avons observée en quantité énorme dans le liquide de cuves à macération.

[2] Il faut distinguer, de tous ces cas pour ainsi dire accidentels dont nous venons de faire l'énumération, le parasitisme normal de certains Diptères dans le tube digestif : ainsi l'on sait que plusieurs espèces de Mouches vi-

III. — *Les Puces.*

Ces animaux, quoique dépourvus d'ailes, se laissent facilement rattacher aux Diptères par leur organisation.

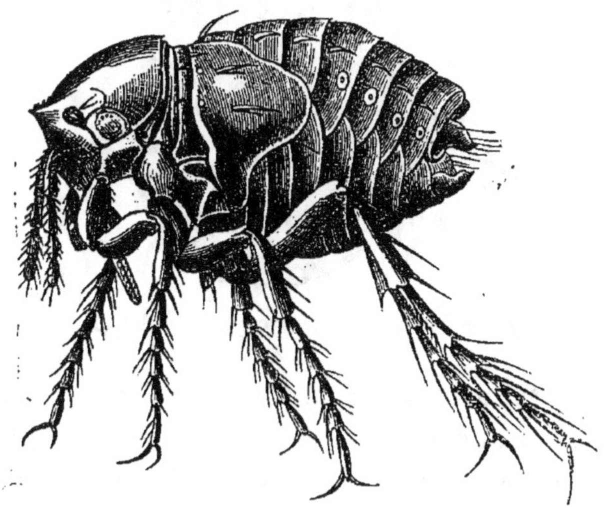

Fig. 66. — La Puce chique.

Tous sont parasites des animaux à sang chaud, et l'on peut presque dire que chaque espèce qui en héberge possède sa forme propre. Deux espèces vivent aux

vent normalement dans l'estomac des animaux (genre *Gastrophilus*); elles se rencontrent dans l'estomac du Cheval, de l'Ane et chez le Rhinocéros. On ne les trouve pas chez les Carnassiers et l'on considère les cas dans lesquels on a rencontré l'une d'elles chez le Chien et la Hyène, comme dus à ce que ces animaux avaient mangé l'estomac d'un Cheval. — Notons à ce propos que nous avons trouvé deux jeunes larves de Gastrophiles dans l'estomac d'un Chien enfermé depuis des mois et nourri strictement de matières végétales ou de viande soigneusement cuite. Nous n'avons pu faire éclore ces larves qui étaient sans doute trop loin de leur maturité.

dépens de l'Homme, mais à des degrés très différents :
l'une se nourrit de son sang, mais ne vit pas sur lui
et, d'après la définition que nous avons adoptée, elle

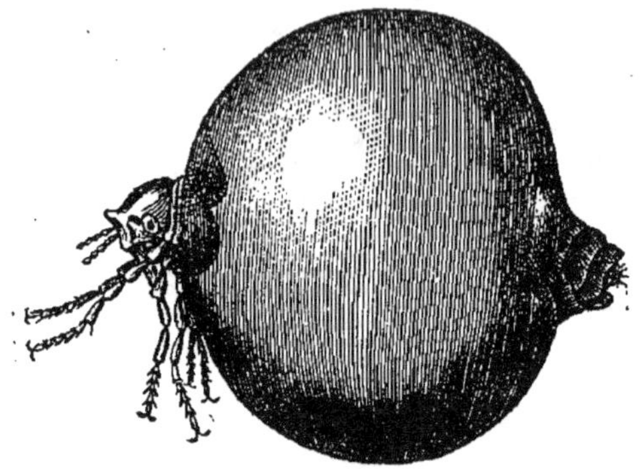

Fig. 67. — Chique femelle, gorgée dans les tissus.

est un animal de proie qui ne rentre pas dans la catégorie
des parasites humains, c'est la Puce ordinaire que les
naturalistes appellent *Pulex irritans;* la seconde espèce
s'introduit et se développe dans nos tissus, nous montrant comment un animal de proie peut devenir parasite : c'est celle dont nous allons parler.

La Chique ou Puce pénétrante
(*Rhynchoprion penetrans*).

La Puce chique (fig. 66 et 67) se trouve sur les
deux côtes de l'Amérique tropicale ; elle est excessivement commune au Brésil, à la Guyane, au Mexique
et dans toutes les Républiques équatoriales. C'est de

là qu'elle a été récemment importée au Congo. Elle habite le sable et particulièrement les herbes sèches et se rencontre au voisinage des habitations humaines et même des demeures abandonnées.

C'est un animal de couleur jaunâtre, qui devient d'un blanc presque pur lorsqu'il est implanté dans la peau. Le mâle et la jeune femelle ont à peu près les mêmes dimensions et mesurent environ un millimètre de longueur; ils se contentent tous deux de se gorger du sang des animaux, comme la Puce irritante leur congénère, et ils s'attaquent aux animaux domestiques aussi bien qu'aux animaux sauvages. Mais la femelle, aussitôt fécondée, change sa manière de vivre et pénètre dans la peau des animaux à sang chaud et de l'Homme; elle s'en prend de préférence aux jambes, aux pieds à l'interstice des orteils, en dessous des ongles : les enfants qui se roulent sur le sable et les personnes qui voyagent sans chaussures sont très exposés à ses attaques.

L'introduction de l'animal dans l'épaisseur de la peau a lieu sans douleur et, si le point où il s'est logé n'est pas irrité par le frottement ou par la pression, son abdomen se développe progressivement jusqu'à ce qu'il atteigne le volume d'un petit pois ; même le parasite reste dans cet état pendant un temps assez long, sans produire d'ordinaire, autre chose que de la démangeaison et de la rougeur. Mais si l'on se gratte, et il faut une bien grande force de volonté pour s'en abstenir, on détermine une très vive inflammation qui peut donner lieu à différents phénomènes très graves, suppurations de mauvaise nature, gangrène, tétanos, etc., et c'est dans ces cas, qu'on a pu voir la maladie se terminer par la mort.

La femelle est tournée dans la plaie de telle façon que sa tête soit fixée au fond et que son extrémité postérieure soit à la périphérie : la ponte se fait ainsi à l'extérieur, au fur et à mesure de la maturation des œufs ; la ponte terminée, l'animal meurt dans la cavité où il s'est développé et son cadavre est expulsé par suite des phénomènes qui déterminent la guérison de la plaie.

Les œufs de la Puce chique et sa larve évoluent comme les Puces ordinaires.

On conçoit que, si plusieurs Puces chiques s'établissent à côté l'une de l'autre, et c'est un cas fréquent, il puisse en résulter des abcès et des ulcérations assez étendues qui envenimés par le climat, peuvent revêtir une grande gravité : c'est surtout le cas pour les nègres qui marchent avec les pieds nus, pour les coolies, ouvriers d'origine chinoise qui en sont littéralement dévorés (on en a compté jusqu'à 300 sur un seul individu). Nous ne parlons que pour mémoire des animaux domestiques, incapables d'extraire le parasite et qui en souffrent cruellement.

La Puce chique étant installée dans la peau, il n'est pas d'autre remède que de l'extraire, pour faire cesser tous les accidents ; l'opération est très facile surtout, dit-on, si l'on attend 24 ou 36 heures pour la faire ; on extirpe l'animal comme on le ferait d'un corps étranger. Si l'abdomen du parasite a acquis tout son développement et s'il est entouré de sérosité ou de pus, il faut prendre soin d'enlever l'épiderme qui le recouvre, de saisir l'abdomen avec des pinces et de tirer doucement, pour que l'animal détache lui-même son rostre, afin d'éviter de laisser la tête et les pattes dans la plaie. On prend les précautions ordinaires au sujet de celle-ci.

Dans le cas où, de nombreux parasites étant au voisinage les uns des autres, ils déterminent ce qu'on a appelé l'*ulcère de la Guyane*, on procède un peu différemment et on enlève l'épiderme aussi largement qu'il est nécessaire, à l'aide de différentes préparations : à Cayenne, par exemple, on fait des frictions d'onguent mercuriel et quand la place est bien préparée, on la recouvre de larges cataplasmes arrosés d'alcool camphré : l'épiderme se détache et les Chiques sont à portée pour être facilement enlevées.

La prophylaxie est bien facile à l'égard de la Puce chique : sans agir comme les Indiens qui se mettent à l'abri en s'enduisant le corps de teintures à odeur forte (rocou, tabac, huile de Carapate), on peut se préserver de cet animal en faisant usage de chaussures en cuir et de vêtements de tissu solide et très serré ; il est reconnu, en effet, que la Puce chique traverse facilement les tissus à mailles lâches, que, par exemple, elle pénètre à travers les gants de fil sans pouvoir traverser les gants de peau ; il faut aussi éviter de se coucher à terre, mais se reposer dans des hamacs suspendus.

Peut-être faudra-t-il compter un jour comme parasite de l'Homme le *Vermipsylla Alakurt*, parasite voisin de la Chique et qui se comporte comme elle dans le Turkestan sur les animaux domestiques ; cet animal n'est connu que depuis 1884.

CHAMPIGNONS

MALADIES DE LA PEAU PRODUITES PAR LES CHAMPIGNONS

Les Champignons qui déterminent différentes affections de la peau, sont quelquefois réunis sous le nom de *Trichophytées*, mot qui indique leur parasitisme sur les poils. Ce ne peut être là qu'une appellation provisoire, puisque ces végétaux sont trop imparfaitement connus pour la plupart, pour qu'on puisse sérieusement les classer. L'imperfection de nos connaissances à leur sujet est telle, qu'elle nous oblige à ne plus présenter leur histoire de la même manière que celle des parasites animaux et à employer un autre ordre : nous devrons passer successivement en revue les différentes maladies que les champignons déterminent en laissant de côté l’ordre taxonomique que l’on ne peut encore établir.

Quoi qu’il en soit, la structure de tous ces végétaux est fort simple, du moins en tant qu’on la connaisse : qu’on se représente des filaments incolores, flexueux, cloisonnés ou non, simples ou ramifiés une ou deux fois, d’un diamètre uniforme qui ne dépasse guére 3 millièmes de millimètre et l’on aura l’idée de leur appareil végétatif. Le mode de reproduction le plus fréquent et souvent le seul connu, consiste dans la formation de *spores*, c’est-à-dire de corps jouant le rôle de graines, obtenus sans fécondation : on voit les cellules de certains rameaux former des cloisons qui les partagent en un certain nombre de petites loges qui finissent par être bien individualisées et se détachent alors, formant autant de spores susceptibles de germer. Nous indiquerons à propos de chaque espèce les variantes que présente ce type de propagation, mais l’analogie permet de croire qu’il existe pour toutes ces plantes un autre mode de reproduction, sexué cette fois, et dont la connaissance seule permettra de les classer définitivement.

Une particularité commune à tous les Champignons parasites de la peau, aussi bien d’ailleurs qu’aux Champignons plus ou moins analogues qui vivent aux dépens de l’Homme, c’est la façon dont évoluent les maladies qu’ils déterminent et la configuration que revêt toujours la lésion. Quelle que soit l'affection, le point de départ de la lésion est toujours une sorte de petit disque qui s'agrandit sans cesse par la périphérie au fur et à mesure que le centre se guérit, d'où la formation de cercles de diamètre de plus en plus considérable et très caractéristiques.

Cette particularité s'explique très facilement; elle est due à ce que la partie végétative d'un champignon quelconque (représentée ici par les filaments dont nous avons parlé plus haut) s'accroît par la périphérie seulement, en rayonnant, en même temps que la partie tournée vers le centre se détruit, d'où la guérison du centre dans le cas particulier des Champignons parasites de la peau et la propagation de la lésion vers la périphérie[1].

Les Champignons parasites de la peau, comme beaucoup de végétaux analogues, peuvent vivre en dehors du milieu où nous les observons d'ordinaire et même l'on peut dire que le *milieu animal* dans lequel nous

---

[1] On peut très facilement se rendre compte de ce phénomène en observant des Champignons ordinaires croissant librement, comme dans les dunes gazonnées, par exemple, où le *Marasmius oreades* se montre sous forme de cercles qui peuvent atteindre plusieurs mètres de diamètre et dont on peut parfaitement suivre l'agrandissement. — Notons pour le lecteur peu familier avec l'histoire de ces végétaux que l'appareil végétatif, correspondant à ce que l'on appelle pour le Champignon de couches, le *blanc de champignon* croît dans le sol et que les appareils reproducteurs apparaissent seuls au dehors, sous la forme de ces sortes de chapeaux pédiculés qui, au nombre de plusieurs centaines parfois, dessinent le cercle formé par le *Marasmius*. Ce sont ces appareils reproducteurs que le vulgaire prend souvent pour le champignon tout entier.

les voyons est pour eux un milieu anormal, où ils n'atteignent pas leur développement complet, qui serait caractérisé par la reproduction sexuée. — ceci a quelque importance au point de vue des théories que l'on peut faire sur le parasitisme. — Quoi qu'il en soit, ces Champignons peuvent se cultiver sur différentes substances, gélatine, bouillons divers, pommes de terre, etc., et leur étude en est rendue plus facile. Les essais tentés dans cette voie, ont déjà donné des résultats fort intéressants, dont plusieurs ont besoin, toutefois, de confirmation; ainsi, par exemple, il se pourrait que les caractères classiques de la teigne faveuse puissent être réalisées par le parasitisme de plusieurs espèces différentes de Champignons dont chacune caractériserait une variété clinique de cette maladie. Ce qui est maintenant bien démontré, grâce aux cultures artificielles, c'est que le Champignon de la teigne faveuse est très différent de celui de la teigne tonsurante, quoi qu'on en ait dit et que les deux Champignons, auxquels on a découvert grâce à la culture un mode de reproduction sexuée, appartiennent à la famille des Périsporiacées (Ascomycètes).

La teigne faveuse.

I. — *Caractères, développement.* — Cette affection est produite par un Champignon qui a reçu le nom de *Achorion Schœnleinii*, nous le décrivons plus loin.

Supposons une spore du parasite arrivant, à la faveur d'une érosion, dans les tuniques qui enveloppent le poil à sa base, sur la tête, par exemple. Cette spore donnera immédiatement naissance à un premier filament dont la multiplication sera le point de départ de la maladie. Les ramifications de ce filament et les nouvelles plantes qui germent des spores qu'il produit bien vite, envahissent le poil d'une part et s'étendent en rayonnant, d'autre part, vers la surface de la peau. A cette période, une légère démangeaison est le seul phénomène par lequel le parasite manifeste sa présence, puis rougit autour du poil, en même temps qu'elle se tuméfie : le poil malade devient sec, terne, cassant, facile à arracher.

Bientôt le Champignon va se manifester à l'extérieur : on remarque autour de la base du poil, une sorte de soulèvement circulaire, dont la couleur jaune se voit au travers de l'épiderme aminci ; ce bourrelet grandit rapidement et très régulièrement et s'épaissit, en même temps que la partie centrale se creuse, acquérant ainsi la peau la configuration d'un godet dont les dimensions oscillent entre un demi-millimètre et deux centimètres de diamètre et qui, dans certains cas, arrive à faire sur la peau une saillie de plus d'un centimètre.

On conçoit que, à un moment donné, l'épiderme ne

---

[1] Ranvier a montré que le champignon de la teigne faveuse envahit aussi le derme.

puisse plus résister à la tension produite par le Champignon, il se déchire et le parasite se développe à la surface de la peau, continuant à s'accroître par la périphérie tandis que sa partie centrale se détruit, en d'autres termes tandis que la peau située à son centre se guérit [1].

On conçoit que la forme du *favus* puisse être modifiée, comme par exemple quand deux godets faviques nés l'un près de l'autre se rencontrent; quand la maladie continue à se développer les *favi* se soudent entre eux, donnant l'aspect de vastes croûtes jaunes sur lesquelles les poils sont plus ou moins altérés ou complètement détruits: ces croûtes exhalent une odeur repoussante et caractéristique; elles se reforment bientôt si on les enlève.

Quelle est la structure du favus? le microscope montre qu'il est constitué par plusieurs sortes d'éléments enchevêtrés, des filaments non ramifiés sans caractères particuliers, des tubes vides qui ont cessé de vivre, des tubes chargés de spores et enfin par des spores de volume variable. Ces dernières sont répandues en quantité innombrable dans toute la masse (fig. 68). La matière visqueuse, hyaline qui réunit tous ces éléments et donne à leur ensemble la forme d'un godet, n'est pas encore exactement connue; elle paraît faire

---

[1] C'est à cette production en godet, très nette lorsqu'elle est encore peu développée, qu'on a donné le nom de *favus*, mot latin qui désigne la cellule dans laquelle les abeilles déposent leur miel.

défaut autour des tubes et des spores qui ont pénétré dans le poil.

En règle générale, la maladie abandonnée à elle-même se prolonge indéfiniment jusqu'à la destruction complète de la chevelure [1]. Ceci peut n'arriver qu'au bout d'un temps très long et l'on possède des observations de teignes ayant duré pendant vingt-trois années.

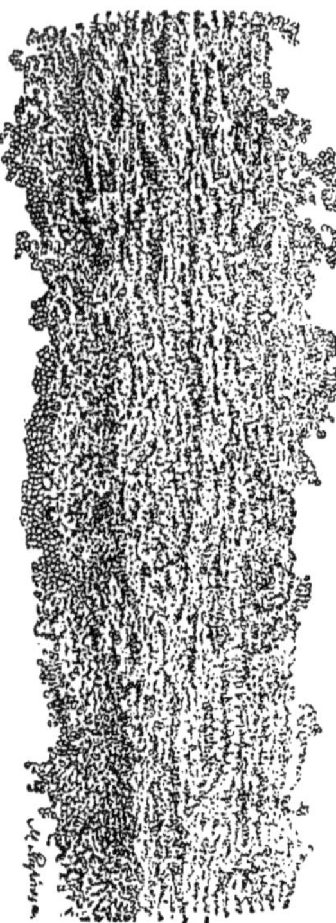

Fig. 68. — Herpès tonsurant. Gaine épidermique recouvrant le cheveu et contenant des spores.

Quand, les cheveux étant détruits, le Champignon disparaît, il laisse à découvert le cuir chevelu qui est luisant, mince, comme parcheminé et qui devient bientôt blanc comme un tissu de cicatrice.

Il faut savoir que l'*Achorion*, si son siège favori est le cuir chevelu, peut néanmoins se développer partout où il existe des poils, si peu développés qu'ils soient, c'est-à-dire sur tous les points du corps absolument, sauf à la paume des mains et à la plante des pieds [2] : d'ordinaire, c'est

---

[1] A l'exception d'un bandeau à la partie antérieure du cuir chevelu que la teigne respecte souvent sans qu'on sache pourquoi.

[2] On l'a cependant observé à la plante des pieds et à la paume des mains.

le malade lui-même qui, en se grattant, transplante les spores prises sur la tête en d'autres points du corps. Comme nous l'avons déjà dit, il suffit pour que la spore germe qu'elle soit portée dans une simple éraillure de la peau. Le grattage, en outre, détermine souvent l'apparition du parasite sous les ongles et nous parlerons plus loin de cette complication à propos de la *teigne tonsurante*.

II. — PROPAGATION. — La *teigne faveuse* n'est pas une affection propre à l'Homme. Plusieurs espèces animales peuvent en être affectées, telles que la Souris, le Rat, le Lapin, le Chat, le Chien, etc., mais il semble que la Souris et le Rat soient en quelque sorte ses hôtes normaux. On la rencontre bien plus fréquemment sur ces espèces et il est très vraisemblable que ce sont ces rongeurs qui la communiquent aux autres animaux domestiques [1].

On conçoit, d'après cela, comment les Souris et les Rats, en habitant les maisons, puissent être une cause d'infection pour l'Homme, soit directement par les

[1] Pour prendre quelques exemples en France disons que, à Lyon, paraît-il, les Souris et les Rats teigneux sont fréquents ; on a aussi signalé le favus chez la Souris à Paris. Nous-même avons observé plusieurs fois à Lille des Souris malades de la teigne ; dans un cas en particulier, l'un de ces animaux portait sur la tête une sorte de large crête découpée, de nature favique, haute d'un centimètre et demi, de couleur très pâle, qui lui donnait un aspect vraiment extraordinaire. — Une forme analogue de la teigne faveuse s'observe quelquefois chez l'Homme et on l'a appelée *teigne squameuse*.

spores qui se détachent des croûtes et qui peuvent se trouver en suspension dans l'air, soit indirectement, en communiquant le parasite aux Chiens et aux Chats qui leur donnent la chasse, ceux-ci pouvant ensuite très facilement donner la maladie à leurs maîtres.

Il est inutile maintenant d'insister sur la contagion facile de la teigne faveuse d'homme à homme dans une même famille, par exemple, ou dans une école ; on peut faire la déduction de ce que nous venons de dire. —L'usage de peignes, brosses, coiffures, oreillers, etc., ayant servi aux teigneux, est la source la plus habituelle de la contagion, en dehors de toutes les chances que fait courir la vie commune avec eux, d'autant que la vitalité des spores peut atteindre six à huit mois. Cette observation pourrait s'appliquer d'ailleurs à toutes les affections de la peau produites par des Champignons et nous aurons occasion d'y revenir [1].

III. — TRAITEMENT. — La résistance de la teigne à l'égard du traitement est devenue proverbiale et l'on

[1] Ajoutons que la teigne faveuse est très inégalement répartie dans notre pays. Elle est incomparablement plus fréquente dans les campagnes ; aucun département français n'en est absolument exempt. La statistique de Bergeron, publiée en 1860, donne le département de l'Hérault comme celui qui présente la plus forte proportion de teigneux (20 pour 1000 habitants). Celle de Feulard (1885) constate une forte diminution de la maladie en France et c'est le Pas-de-Calais qui vient maintenant en tête avec une proportion d'un peu moins de 5 teigneux sur 1000 habitants ; l'Hérault n'en donne plus que 3 p. 1000. — La teigne s'atténue donc, mais il reste encore beaucoup à faire pour arriver aux chiffres fournis par les statistiques anglaises et autrichiennes, par exemple, où la teigne est une rareté.

sait que, livrée à elle-même, elle ne disparaît qu'avec les derniers cheveux. Empirique tant qu'on ne connut pas la véritable nature de la maladie, le traitement ne devint que très tard absolument rationnel. On savait néanmoins que la guérison ne pouvait survenir tant que les cheveux restaient sur le cuir chevelu, d'où les différents procédés d'épilation. Le moyen le plus répandu il n'y a pas bien longtemps encore, pour le traitement de la teigne portait le nom de *calotte*. Après avoir ramolli et fait tomber les croûtes, on appliquait sur les parties malades une sorte d'emplâtre dans lequel entrait la poix et, au bout de quelques jours, la matière agglutinative ayant séché, on l'arrachait violemment avec les cheveux qui lui adhéraient.

Ce procédé barbare n'est pas seulement très douloureux, il est encore imparfait ; on comprend que les cheveux, tirés ainsi en masse et souvent à contre-sens, se cassent en grand nombre : il reste donc sous la peau une quantité plus ou moins grande de bulbes pileux infestés, qui ne tardent pas à reproduire la maladie et obligent ainsi à plusieurs opérations successives. La méthode préconisée par Bazin, le célèbre médecin de l'hôpital Saint-Louis, n'a pas ces inconvénients : les croûtes enlevées, on enduit les surfaces malades d'une couche d'huile de cade, substance qui, en dehors de l'action nocive qu'elle exerce sur le Champignon, éteint pour un temps la sensibilité du cuir chevelu et l'on procède le lendemain à l'épilation à l'aide de pinces.

Cette opération terminée, on lotionne soigneusement les parties malades avec une solution de sublimé corrosif ou des produits analogues : c'est là une partie essentielle du traitement, qui a pour but de tuer les spores qui sont restées dans les follicules pileux.

D'ordinaire, une seule épilation n'est pas suffisante : on conçoit la difficulté qu'il y a à enlever ou à tuer absolument toutes les spores et il faut pratiquer deux, trois épilations, et quelquefois plus, chacune d'elles devenant nécessairement de plus en plus restreinte. — Les autres procédés quelquefois employés aujourd'hui, sont des variantes de celui-ci, et l'on peut dire que « l'épilation seule ou avec l'emploi de substances parasiticides ou irritantes est, à l'heure actuelle, la méthode la meilleure de traitement des teignes » (Feulard) [1].

La teigne tonsurante et ses formes (Teigne tonsurante proprement dite, herpès circiné, onychomycose).

I. — TEIGNE TONSURANTE PROPREMENT DITE

I. — CARACTÈRES, DÉVELOPPEMENT. — La teigne tonsurante est produite par le *Trichophyton tonsurans*. Ce champignon, comme le précédent, est formé de

[1] Faut-il rapporter à l'Achorion de Schönlein la maladie dite « *teigne de Tokélau* » et qui règne dans la Malaisie, à Malacca, aux îles Samoa ? les caractères pathologiques de cette affection semblent toutefois différents.

deux sortes de filaments incolores, enchevêtrés, fréquemment ramifiés, très variables
dans leurs dimensions, les uns
purement végétatifs, avec des articles plus ou moins allongés, les
autres plutôt destinés à la reproduction et formés d'articles très
courts qui se séparent les uns des
autres d'une façon incessante, pour
devenir des spores arrondies.

Le champignon se développe de
préférence sur le cuir chevelu et aux
parties de la face qui sont recouvertes
de barbe ; son point de départ est
dans la racine du poil et c'est de là
que certains filaments montent entre les éléments du poil, parallèlement à son axe longitudinal,
tandis que d'autres circulent en
rayonnant dans l'épiderme pour
gagner d'autres cheveux (fig. 69).
Les éléments du parasite se multiplient tellement que le cheveu se

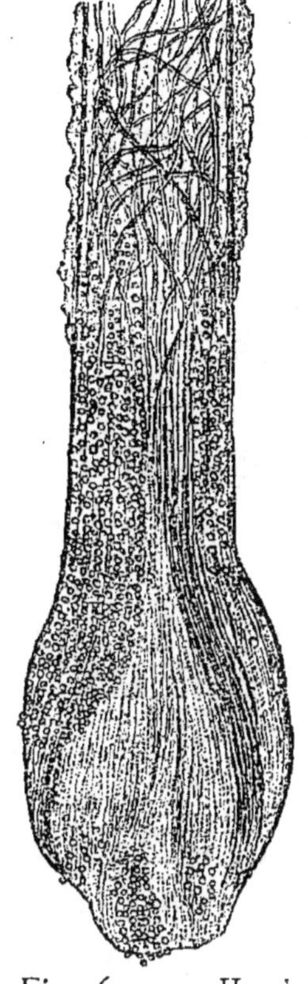

Fig. 69. — Herpès tonsurant avec de nombreuses spores à l'intérieur du cheveu.

gonfle, se fendille et qu'il finit par se casser à 2 ou 3
millimètres au-dessus du niveau de l'épiderme [1]. Le sou-

---

[1] Quand un certain nombre de cheveux voisins sont ainsi brisés un
peu au-dessus du cuir chevelu, la partie malade prend l'aspect d'une
tonsure qui n'aurait pas été rasée depuis plusieurs jours, d'où l'on a tiré
le nom de la maladie.

lèvement de la peau par le poil gonflé et le volume acquis par le poil lui-même, donnent à la région envahie l'aspect bien connu de *chair de poule*.

Habituellement, la teigne tonsurante occupe sur le cuir chevelu des îlots arrondis, irrégulièrement situés, d'étendue variable (depuis les dimensions d'une lentille jusqu'à celle d'une pièce de cinq francs et même quelquefois beaucoup plus). En ces points, la peau est recouverte d'une couche plus ou moins épaisse de pellicules sèches et blanches ; ça et là, principalement sur les bords, on trouve de petites croûtes d'un brun jaune plus ou moins foncé, qui marquent les points où se fait l'accroissement du Champignon. L'aspect typique de la maladie peut être altéré par les grattages qui font apparaître des pustules et des croûtes.

II. — PROPAGATION. — Si la teigne faveuse est plus fréquente à la campagne, la teigne tonsurante, au contraire, règne à peu près exclusivement dans les grands centres de population : on a remarqué qu'elle vient surtout chez les gens aisés, tandis que le *favus* affecte de préférence la classe pauvre. — Les deux espèces d'ailleurs ne s'excluent pas sur une même tête.

La teigne tonsurante a une singulière prédilection pour les enfants; elle est rare à partir de 13 ans, exceptionnelle à 16 ans; on ne la rencontrerait jamais après 21 ans et à partir de cet âge, lorsque la chute des cheveux se fait en plaques, elle serait toujours déterminée par la pelade, autre affection du cuir chevelu dont nous parlerons plus loin.

Cette maladie se transmet avec la plus grande facilité et s'observe souvent sous forme de petites épidémies; elle n'est pas non plus propre à l'Homme; différents animaux peuvent la contracter et la lui communiquer. Sans nous étendre davantage à ce sujet, nous renverrons le lecteur au travail si intéressant publié par M. Railliet dans le *Dictionnaire de médecine vétérinaire*. Notons que les spores du Champignon de la teigne tonsurante conservent pendant un an la faculté de germer.

La maladie abandonnée à elle-même peut durer des années, mais elle se termine toujours par la guérison. Sans cause connue, les phénomènes s'atténuent un peu à la fois, la peau reprend son aspect normal et de nouveaux poils repoussent dans la plupart des cas; elle est donc, à beaucoup d'égards, moins grave que la teigne faveuse.

III. — TRAITEMENT. — Il est exactement le même que celui de la teigne faveuse; il faut avoir soin d'épiler une zone de un centimètre autour de chaque tonsure pour arrêter la propagation du Champignon.

Faut-il rapporter à la teigne tonsurante l'affection des cheveux connue en Colombie sous le nom de *Piedra*? Sa nature parasitaire n'est pas bien démontrée.

II. — MENTAGRE OU SYCOSIS

On a donné ces noms à une maladie qui a son siège dans les poils de la barbe, dans la région du maxillaire inférieur. Il est probable que plusieurs ordres d'affections sont confondues sous ce nom. Quoi qu'il en soit, il est une forme de sycosis qui est d'origine parasitaire et c'est le *Trichophyton tonsurans* qui la détermine ; on peut observer une affection semblable dans tous les points du corps qui sont recouverts de poils, mais son siège de prédilection est le menton, d'où l'appellation qu'elle a reçue.

La maladie débute par de petites taches rouges, squammeuses, qui présentent un poil à leur centre ; en quelques jours ces poils deviennent secs et cassants ; à leur base se forme une pustule qui bientôt se dessèche et forme des croûtes. Cette éruption est douloureuse, mais parfois l'état inflammatoire n'atteint pas la suppuration et l'on voit simplement à la base des poils de petites saillies indurées recouvertes d'écailles épidermiques. A un degré plus grave, il se forme dans la peau des sortes de tubercules rouges, arrondis, gros comme des cerises, qui ont leur point de départ dans le follicule pileux. Ces tubercules s'ulcèrent et suppurent, multipliant encore les points occupés par les croûtes. En même temps que se produisent ces phénomènes, les poils se détachent et tombent, montrant les mêmes lésions que dans la teigne tonsurante typique. La partie malade exhale une odeur fétide.

La marche et la durée de la mentagre sont analogues à celles de la teigne tonsurante des cheveux.

III. — HERPÈS CIRCINÉ

Le *Trichophyton tonsurans* peut aussi se développer sur les parties du corps couvertes seulement de poils follets, sur le tronc, les membres, le visage, et les caractères extérieurs de la maladie sont alors modifiés, parce que certains symptômes deviennent plus apparents. Le parasite produit alors ce que l'on a appelé l'*Herpès circiné*, bien que la maladie ne présente pas d'analogie avec les herpès vrais, quant à la nature et à l'évolution.

Il apparaît sur la peau des taches rouges ou des anneaux plus ou moins complets, formés de petites vésicules qui durent très peu de temps et se desquamment ensuite. Comme le Champignon s'accroît par la périphérie, on voit alors le cercle rouge s'étendre un peu et se couvrir d'une sorte de couronne de nouvelles vésicules qui entourent par conséquent les petites croûtes ou les squammes qui viennent de se former. Comme dans les affections précédentes, les parties centrales se guérissent au fur et à mesure que le cercle s'étend. On peut voir des cercles qui atteignent un diamètre de plusieurs centimètres.

L'herpès circiné, dans les conditions ordinaires de son développement, peut durer des années.

Le traitement doit chercher à atteindre le Champignon non seulement dans l'orifice superficiel des follicules pileux, mais dans les couches épidermiques. Indiquons la méthode très simple qui fait disparaître la maladie en une douzaine de jours, en enlevant toute la couche épidermique qui loge le Champignon. On frictionne pendant 5 à 6 jours la partie malade avec du savon noir, en ayant soin de le laisser sur la peau : l'épiderme au bout de ce temps s'est ratatiné et, peu de jours après, il se détache complètement, laissant au-dessous de lui un épiderme exempt de toute végétation eryptogamique[1].

---

[1] Une autre affection de nature analogue a reçu des auteurs qui ont étudié les maladies de la peau le nom de *Eczema marginatum*. Elle est constamment localisée à la face interne des cuisses, au pubis, aux fesses et débute sous forme d'une plaque rouge élevée, arrondie, ayant à peu près les dimensions d'une pièce de un franc. Peu après le centre devient pâle en se guérissant et la périphérie conserve ses caractères : c'est par elle que la lésion progresse, comme nous l'avons vu pour les autres affections produites par les champignons et elle peut finir par atteindre les dimensions de la paume de la main.

L'*Eczema marginatum* est une affection opiniâtre; quand il guérit, spontanément ou à la suite d'un traitement approprié, tous les symptômes disparaissent progressivement jusqu'à ce qu'il ne reste plus aucune trace de la maladie.

Il est possible, d'après certains auteurs, que plusieurs Champignons distincts produisent l'*E. emarginatum* (*Trichophyton tonsurans*), *Microsporon furfur*, *M. minutissimum*, etc. Le plus habituellement c'est le premier de ces Champignons qui détermine les formes de la maladie les plus sérieuses et les plus résistantes au traitement; ce serait celui qui la déterminerait le plus souvent.

IV. — ONYCHOMYCOSE

Etant donnée l'analogie de leur nature avec celle des poils, il n'y a pas lieu de s'étonner que les ongles soient quelquefois le siège de lésions analogues à celles que nous venons de décrire. Le malade, en se grattant, foule en effet les spores en dessous de l'ongle, dans un point éminemment favorable à leur développement. On observe, sous les ongles, aussi bien le Champignon de la teigne faveuse que celui de la teigne tonsurante et ils s'y comportent à peu près de la même façon. L'ongle commence par s'épaissir et il laisse voir par transparence une matière sale, brunâtre, puis il jaunit et se flétrit dans une partie de son étendue ; les stries que l'on remarque à l'état normal à la surface de cet organe s'exagèrent et semblent s'écarter ; il se forme des nodosités au niveau desquelles l'ongle s'amincit et se perfore : le Champignon arrive ainsi au jour.

En dehors des deux cryptogames que nous venons de citer, il en est vraisemblablement d'autres qui produisent des lésions analogues, mais leur étude est beaucoup trop imparfaite pour que nous puissions insister à leur sujet, comme, par exemple, la « Teigne des ongles », observée par Collas à Pondichéry sur des malades non atteints de favus du cuir chevelu et quelques autres encore.

La Pelade.

La pelade ou teigne décalvante est une affection assez fréquente du cuir chevelu caractérisée par le chute des cheveux sur des espaces plus ou moins étendus, d'où l'apparition de plaques de calvitie arrondies ou ovalaires, remarquablement lisses, où la peau conserve sa couleur normale ou prend une teinte laiteuse. Ces plaques s'étendent par la périphérie sans déterminer aucune douleur. Il est rare que la calvitie ne frappe qu'une partie du cuir chevelu et l'on en voit parfois de nombreuses plaques qui peuvent même se rencontrer dans leur développement.

La pelade peut aussi envahir les cils, les sourcils, la barbe, toutes les parties velues du corps. La plupart du temps la maladie guérit spontanément et sans laisser de traces, après avoir duré quelques semaines ou plusieurs mois.

On a beaucoup discuté dans ces derniers temps au sujet de cette maladie et il est bien probable que l'on confond sous ce nom plusieurs affections du cuir chevelu, reliées seulement par le symptôme commun des plaques de calvitie : l'une d'elles est vraisemblablement d'origine nerveuse, mais, à côté de celle-là, il doit s'en trouver une, ou même plusieurs, dues à des parasites végétaux. La nature parasitaire de la forme la plus fréquente de la pelade semble démontrée par sa contagiosité indéniable et par le développement des plaques qui se fait par la périphérie, — il est vrai qu'il est possible que d'autres lésions d'origine nerveuse progressent d'une manière analogue.

Quoi qu'il en soit, la nature du parasite est mal connue dans la pelade et il y a de grandes divergences à son sujet entre les différents observateurs. On a nié que ce fût une espèce de Trichophyton, considérée jusqu'alors comme la cause du mal et qui semble ne pas avoir été revue depuis les premiers observateurs (*Microsporon Audouini*). Puis l'on a admis que la pelade était produite par un autre champignon dit le *parasite de Malassez*, production cryptogamique trouvée dans les lamelles épidermiques du cuir chevelu et dans les follicules pileux[1].

Plusieurs observateurs n'en ont pas moins décrit, ensuite, divers autres Champignons de la pelade et même l'on a incriminé un *Bacterium decalvans*! Plus récemment la maladie a été attribuée à un *Coccus* trouvé en abondance dans la profondeur du derme, dans les espaces lymphatiques. Il est devenu bien difficile de se prononcer maintenant sur cette question.

---

[1] Ce végétal n'est jusqu'ici connu que sous la forme de corps sphériques de dimensions variables dont les plus volumineux mesurent 2 ou trois millièmes de millimètre et qui donnent souvent naissance à un bourgeon. — C'est à peu près tout ce que l'on sait sur eux au point de vue botanique.

TRAITEMENT. — L'épilation a été abandonnée dans le traitement de la pelade, sauf peut-être pour une étroite zone autour de la plaque, dans le but d'arrêter son extension. L'on traite facilement la maladie par l'excitation de la partie malade sur laquelle on applique des topiques irritants (vésicatoires, solutions diverses d'ammoniaque, acide acétique, pommade à l'acide chrysophanique, etc.).

Pityriasis versicolor.

Le nom de Pityriasis vient d'un mot grec qui veut dire *son*, par allusion à l'aspect des lamelles épidermiques qui dans les pityriasis, se détachent de la peau ; l'affection la plus connue de ce groupe est le *pityriasis simple du cuir chevelu*, bien connu sous le nom de maladie des pellicules et dont nous parlons plus loin.

Le *pityriasis versicolor* est produit par un Champignon dont les caractères sont mal définis par les auteurs ; son appareil végétatif semble présenter beaucoup de variété ; il est formé de filaments ramifiés, cloisonnés ou non, serrés et entremêlés les uns dans les autres. Les spores, un peu plus petites que les globules rouges du sang, sont d'ordinaire réunies en masses arrondies, au nombre d'une trentaine environ ; il paraît que, sous certaines conditions, elles peuvent se multiplier par voie endogène.

Ce végétal, qui porte le nom de *Microsporon*

furfur, diffère des teignes par la manière dont il se comporte avec les poils ; il peut végéter à leur surface, mais ne pénètre pas à leur intérieur ; il se propage uniquement entre les lamelles épidermiques.

Le *pityriasis versicolor* est caractérisé par la formation sur la peau de taches de couleur très variable, mais qui présentent souvent une teinte café au lait ; les petites taches sont rondes ou ovales, les grandes ont le plus souvent une forme irrégulière. Ces taches sont le siège d'une desquammation des débris épidermiques, mêlés avec les parasites, dès que ceux-ci ont rompu les minces lamelles qui les recouvrent. — C'est même un signe important pour diagnostiquer la présence du parasite que la facilité de la desquammation : il suffit de donner un coup d'ongle sur l'une des plaques pour enlever un morceau d'épiderme.

La maladie siège sur les parties du corps habituellement recouvertes ; la face est rarement atteinte, les mains et les pieds ne le sont jamais.

Le malade ne souffre en aucune façon du pityriasis versicolor ; tout au plus ressent-il un léger prurit. La marche de l'affection est très lente ; elle semble peu contagieuse. On ne l'observe ni chez les enfants ni chez les vieillards.

Il est facile d'obtenir la guérison par des applications de savon mou pendant une douzaine de jours de manière à enlever l'épiderme, seul siège de la maladie.

Pityriasis simple de la tête.

Malassez a découvert, en 1874, dans l'affection du cuir chevelu, vulgairement appelée *maladie des pellicules*, un champignon vraisemblablement très voisin du *Microsporon Audouini*[1]. On ne le connaît que sous la forme de spores (?) arrondies ou elliptiques, mesurant de 2 à 5 μ, qui se multiplient par bourgeonnement. Le végétal se trouve dans les couches superficielles de l'épiderme en quantité parfois considérable, formant souvent des sortes de nappes plus ou moins étendues et de forme variée. On le retrouve encore dans les follicules pileux et à l'orifice des glandes sébacées du cuir chevelu.

Malassez avait noté la présence de ces spores dans les pellicules produites sous l'influence d'autres affections et même sur la peau parfaitement saine, mais dans ce dernier cas d'une manière exceptionnelle et en très petite quantité : amené tout naturellement à consi-

---

[1] Quand Malassez découvrit ces spores dans le pityriasis simple, peu après avoir décrit celles qu'il rencontrait dans des cas de pelade, il fut frappé de la ressemblance des deux parasites et ne manqua pas de la signaler. Faut-il n'en faire, d'accord avec certains médecins, qu'une seule et même espèce ? Il paraît bien, d'après tout ce que l'on a décrit, qu'il y a quelques différences entre les deux parasites, mais sont-elles suffisantes pour les séparer ? C'est seulement par la méthode des cultures que l'on pourra trancher le problème botanique et les inoculations seules pourront permettre de décider si ce sont bien là des formes pathogènes.

dérer le parasite comme la cause de la maladie des pellicules, il faisait toutefois remarquer que l'abondance du Champignon n'était pas toujours en relation avec l'intensité de la maladie.

Depuis ces observations, on a retrouvé le parasite de Malassez, non seulement sur le cuir chevelu et dans la barbe, mais dans toutes les régions du corps où il existe des glandes sébacées, notamment au front, sur le nez, les épaules; on le trouve aussi dans le cérumen, dans le contenu des glandes sébacées extrait par pression; ajoutons qu'on le trouve en grande abondance dans les cas où l'épiderme desquammé s'accumule à la surface de la peau avec augmentation de la sécrétion sébacée (séborrhée).

De ces faits, et aussi en tenant compte de l'action heureuse des agents parasiticides (sublimé, turbith minéral), dans le traitement du pityriasis, il semble que l'on doive conclure que le parasite de Malassez qui se trouve à l'état normal, sur la peau ou dans ses dépendances, recherche principalement les points où l'irritation de l'épiderme s'accompagne d'une exagération des sécrétions et surtout de celle des glandes sébacées et qu'il joue un rôle important dans l'évolution du pityriasis, en exagérant l'irritation de l'épiderme et des glandes.

Notons que le pityriasis simple, qui s'observe surtout au cuir chevelu chez l'adulte, existe également dans les autres régions pileuses du corps. Chez les enfants et les adolescents on le trouve encore très souvent sur les joues et au pourtour des lèvres.

Erythrasma.

L'erythrasma n'est pas rare, mais il passe généralement inaperçu à cause de son indolence complète. C'est une curieuse affection de la peau qui se développe presque exclusivement dans la région de l'aine et qu'on n'a pas encore rencontrée sur les parties de la peau ordinairement découvertes. On voit des plaques plus ou moins arrondies, d'un diamètre de 1 à 3 centimètres, dont la coloration est brune ou jaunâtre. Sur ces plaques brunes, l'épiderme est sec, rugueux, légèrement soulevé; cependant la couche cornée est bien adhérente : il y a peu de squammes et l'épiderme est difficile à arracher.

La maladie est tenace, sa contagiosité faible; l'affection reste indéfiniment stationnaire. Le parasite, auquel on a donné le nom de *Microsporon minutissimum*, vit dans la couche cornée de l'épiderme et n'a pas d'action sur les poils; il se présente sous la forme de spores très petites, rondes ou elliptiques et de tubes, ramifiés ou non, flexueux, très nombreux, dans lesquels se forment les spores; ces tubes s'introduisent entre les cellules de l'épiderme sans en détruire les connexions.

Pityriasis du Microsporon anomœon
ou *dispar*.

Vidal, médecin de l'hôpital Saint-Louis, a décrit, il y a quelques années, une affection de la peau qu'il a nommée *pityriasis circinata et marginata;* elle est caractérisée par de petites taches rosées, irrégulièrement distribuées, à peine saillantes sur la peau, dont la surface est sèche et qui se desquamment facilement. L'accroissement de ces taches est lent; il leur faut un mois pour atteindre le diamètre d'une pièce de un franc; elles guérissent par leur centre en s'étendant par leurs bords et prennent une forme annulaire.

On trouve dans cette affection un Champignon dont le rôle pathogénique n'est peut-être pas suffisamment démontré : il est formé de spores (?) ovalaires mesurant de 1 à 3 millièmes de millimètres dans leur plus grand diamètre ; ces spores s'observent réunies par groupes ou isolées. On les rencontre dans l'intérieur des cellules épithéliales ou libres en dehors de celles-ci. On n'a pas jusqu'ici observé de filaments végétatifs dans cette espèce.

La maladie cède aux traitements les moins énergiques, dit Vidal, quelques bains sulfureux et des lotions au savon de goudron suffisent ; on ne sait pas encore si elle est contagieuse.

D'autres formes de pityriasis, comme le *pityriasis rosé*

de Gibert et certaines formes englobées sous le nom de *pityriasis rubra*, rentreront peut-être dans le cadre des maladies parasitaires, mais ce qu'on en sait jusqu'à présent n'autorise pas cette conclusion, sauf peut-être pour le pityriasis rosé.

Psoriasis [1].

On donne ce nom à une maladie de peau des plus communes, caractérisée par de très nombreuses petites plaques irrégulières sur le côté externe des muscles, sur le dos ou encore aux mains; ces plaques toujours sèches, sont remarquables par les écailles blanches qui s'en détachent souvent spontanément, en laissant à nu une peau fort rouge.

La maladie est très rebelle au traitement et a une grande tendance à devenir chronique, elle n'est ni grave, ni douloureuse; elle se manifeste surtout vers l'âge de 25 ans, elle est fréquemment héréditaire et peut alors se montrer dès la douzième année.

Un certain nombre de dermatologistes distingués admettent la nature contagieuse du psoriasis et considèrent cette affection comme produite par un Champignon. Celui-ci se présente sous forme de filaments ordinairement très longs, simples ou bifurqués, tous

[1] De *psoros* gale, par analogie avec les lésions que produisent les grattages sous l'influence de la gale.

droits ou légèrement courbés, avec des spores volumineuses, peu abondantes. Le parasite se développerait sous la peau, dans la couche de Malpighi : on lui a donné le nom de *Lepocolla repens*.

Il y aurait lieu d'admettre, pour le développement de cette espèce une prédisposition toute particulière des individus ; c'est précisément cette prédisposition de la peau à retenir plus facilement le parasite ou, du moins, à en favoriser le développement qui serait héréditaire et l'absence seule de cette prédisposition expliquerait l'insuccès des inoculations qui ont été tentées. (?)

Notons qu'on a décrit tout récemment chez des bœufs de Hollande, un psoriasis dans lequel les symptômes et la marche présentaient la plus grande ressemblance avec le psoriasis vrai ; ce psoriasis n'était pas seulement très contagieux pour les bestiaux, mais il l'était aussi pour l'Homme et il se communiqua aux bouviers. On tenta des cultures à ce sujet, mais elles ne furent pas menées convenablement. Il y a là néanmoins un fait intéressant sur lequel on devra revenir.

Impetigo.

C'est encore une maladie de peau très commune, caractérisée par l'éruption de petites pustules agglomérées qui se dessèchent en formant des croûtes jaunes, épaisses et rugueuses.

L'impétigo se montre très souvent chez les enfants lymphatiques, mais il peut s'observer dans une foule d'autres circonstances. Il est rare chez les sujets âgés et chez les arthritiques et présente une affinité toute spéciale pour les sujets récemment vaccinés. Il est probable que l'on englobe sous ce nom plusieurs espèces morbides différentes.

Quoi qu'il en soit, l'observation et l'expérience ont montré que cette affection est contagieuse. Mais l'agent de l'infection est très mal connu. Tout récemment on a parlé d'un champignon formé de filaments de 3 millièmes de millimètre de largeur gorgés de spores, disposés en touffes enchevêtrées et qui ne présentaient ni bifurcations ni cloisons; leur siège est le corps de Malpighi, ils ne se développent pas dans les follicules pileux et laissent les poils indemnes.

AFFECTIONS DIVERSES DÉTERMINÉES PAR DES CHAMPIGNONS

MUGUET, PARASITISME DU RHODOMYCES KOCHII, ACTINOMYCOSE, PIED DE MADURA, PARASITISME DES ASPERGILUS.

Le Muguet.

C'est une affection produite par l'*Oidium albicans* sur les muqueuses de l'Homme, dans certaines conditions morbides; elle s'observe plus spécialement sur la langue et les parois buccales.

Le Muguet se présente sous la forme de plaques blanches rappelant l'aspect et la consistance du fro-

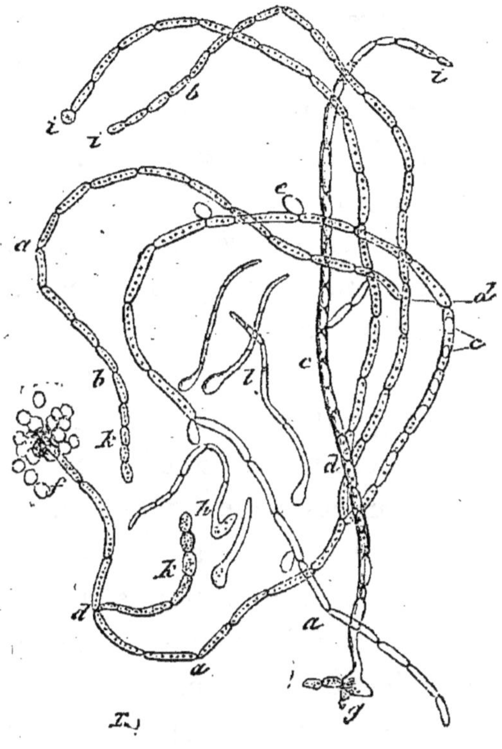

Fig. 70. — Filaments tubuleux du muguet bien développés. — *a a,* filaments cloisonnés ; *b b,* filaments ramifiés ; *c c,* cellules conoïdes des tubes ; *d d,* ramifications des tubes ; *e e,* ramifications formées par une seule cellule arrondie ; *g,* prolongement de la spore d'origine ; *h,* spores germées ; *i i,* cellules sphériques ; *k k,* cellules ovoïdes. (Ch. Robin. Végétaux parasites.)

mage, adhérentes à la muqueuse. Ces plaques sont formées de lamelles épithéliales enlacées par les éléments du végétal, champignon aux filaments cylindriques d'un diamètre de 3 à 5 millièmes de millimètre, incolores, de longueur variable, cloisonnés à intervalles irréguliers, aux ramifications latérales, généralement courtes. Les spores, qu'on trouve en grand nombre dans les plaques, se forment à l'extrémité des filaments ou des branches, terminées souvent par un renflement plus ou moins sphérique ; une cloison vient isoler cette partie renflée du filament et forme ainsi une spore ; plusieurs spores peuvent se superposer avant que la première se détache formant ainsi une sorte de très court chapelet (fig. 70).

Les spores qui germent sur les muqueuses donnent naissance à des filaments, mais il n'en est plus de même quand la germination se fait dans des conditions différentes. Si l'on cultive le Champignon du muguet dans des sucs végétaux à la fois sucrés et acides, comme le jus de cerise ou de citron, la croissance des filaments s'arrête et amène chez les spores un phénomène de reproduction analogue à celui que l'on connaît dans les liquides fermentescibles, pour le Champignon qui forme la levûre de bière. Il faut noter toutefois cette différence que le bourgeonnement de nouvelles cellules se fait par toute la surface de la spore, de sorte que l'ensemble représente une sorte de pelote, au lieu de montrer l'espèce de ramification bifurquée des différentes espèces de Levûres[1]. — C'est en se basant sur ce mode de repro-

---

[1] Un fait important et qui a été bien constaté, c'est que l'inoculation de cette forme de l'*Oidium albicans* qui rappelle les levûres, lorsqu'elle est faite sur les muqueuses de l'Homme ou à des animaux jeunes et affaiblis, donne naissance au Muguet classique.

duction qu'on a pu rapprocher le Champignon du muguet des Levûres et en faire une espèce de ce genre qu'on a appelée *Saccharomyces albicans*.

Mais cette manière de voir n'est pas suffisamment établie et d'importantes particularités de la reproduction des Levûres n'ont pu être observées chez le Champignon du Muguet : ainsi, placé dans les conditions où les cellules de la levûre de bière donnent par division interne de nouvelles spores, et peuvent ainsi être considérées comme des asques, ce qui est un fait important au point de vue de la classification, les spores de l'*Oidium albicans* n'ont rien montré de semblable; d'un autre côté, la fermentation que cette espèce détermine dans une solution de glucose ou au sein des sucs de fruits est tout à fait insignifiante.

Quoi qu'il en soit, l'*Oidium albicans* vit à la surface de l'épithélium des muqueuses qu'il peut pénétrer complètement, mais il n'envahit jamais le derme ; une condition étroitement liée à sa présence est l'acidité du liquide buccal, sans laquelle on ne le rencontre pas. Avant son apparition, la muqueuse buccale devient d'un rouge vif, puis, au bout de 2 ou 3 jours, apparaît un semis de points blancs qui s'élargissent et se rejoignent, pouvant ainsi former une couche continue qui recouvre de larges portions de la muqueuse. Le parasite peut de la bouche, gagner le pharynx, l'œsophage, l'estomac; on l'a trouvé dans les vésicules pulmonaires et sur la muqueuse d'autres organes. Le Muguet ne se développe que sur des organismes affaiblis par les privations, par une nutrition imparfaite ou une maladie déterminée. Ce n'est pas une affection exclusivement propre au premier âge : en dehors de l'enfance, la maladie dans laquelle le Muguet se développe le plus fréquemment est la phthisie à sa première période ; on l'observe aussi à la fin ou à une période avancée des maladies les plus graves ; il peut d'ailleurs disparaître quand les conditions qui ont permis son développement cessent d'exister.

Différents animaux peuvent contracter le Muguet dans les mêmes conditions que l'Homme.

Le remède qui donne les meilleurs résultats dans le traitement du Muguet est le borax, en raison de son alcalinité ; il suffit, pour empêcher le parasite de se produire, pour le faire tomber et prévenir sa reproduction, d'employer les alcalins localement et à l'intérieur ; ce traitement dirigé contre le cryptogame doit être continué tant que dure l'acidité buccale, mais la guérison vraie n'est obtenue que par la disparition de l'état général ou local dont le Muguet n'est qu'une conséquence plus ou moins éloignée.

Faisons une remarque à propos de ce traitement du Muguet : nous avons dit plus haut que, cultivé dans le jus de citron, l'*Oidium albicans* se mettait à végéter à la manière des levûres et que les filaments du Champignon, arrêtés dans leur croissance, sont rapidement absorbés par la formation successive des spores qui vont bourgeonner. Ce phénomène explique, semble-t-il, l'emploi si répandu et qui a paru tout à fait contre-indiqué, des acides végétaux ou de substances telles que le miel rosat pour combattre le Muguet. Si la plante est désagrégée et réduite à l'état d'une sorte de poussière de spores, elle sera bien plus facilement expulsée par les gargarismes que si elle végète en formant un lacis filamenteux implanté dans l'épithélium. Aussi, l'emploi de pulpes de fruit, de tranches d'orange mâchées, maintenues dans la bouche, alternant avec de simples gargarismes, peut-il avoir d'heureux résultats. En tout cas, il est curieux de constater qu'un traitement empirique, si peu logique en apparence, reposait sur une donnée utile, ignorée du reste de ceux qui l'employaient.

Le Champignon du Muguet est détruit en peu de temps par une solution de sublimé corrosif.

Parasitisme du Rhodomyces Kochii.

Le Dr Richard v. Wettstein a décrit, en 1885, un Champignon de couleur rose, qui est pour lui, voisin du genre Oïdium et qui se développait constamment dans les crachats de plusieurs personnes atteintes de pyrosis.

Il résulte des expériences et des cultures faites par l'auteur, que le Champignon se développe sur la muqueuse stomacale et non ailleurs et qu'il est loin de se trouver chez toutes les personnes qui souffrent de pyrosis; il n'en caractériserait donc qu'une forme, si, toutefois, il n'est pas simplement un parasite accidentel.

De nouvelles études sont nécessaires avant que l'on soit fixé sur la nature de ce Champignon et sur la façon dont il se comporte dans l'organisme.

Actinomycose [1].

On donne ce nom à une maladie dont la nature parasitaire n'a été reconnue que depuis peu de temps et qui était rangée autrefois parmi les affections produites par les tumeurs malignes, en d'autres termes considérée comme une espèce de cancer. Cette maladie frappe surtout les Bœufs en Allemagne et en Italie [2] et c'est chez ces animaux qu'elle est le mieux connue. On l'a aussi observée chez le Cochon, le Chien, le Cheval et, depuis que l'attention des médecins est attirée sur ce point, on l'a assez souvent reconnue chez l'Homme.

Les observations classiques ont été faites sur le

[1] Maladie produite par un Champignon du genre *Actinomyces* : cette appellation vient de la disposition rayonnée que montrent les filaments de ce cryptogame.

[2] Un cas d'actinomycose pulmonaire du Bœuf a été observé en France en 1887; mais bien antérieurement, en 1850, le regretté Davaine en avait signalé plusieurs cas chez des Bœufs provenant des prairies marécageuses de la Rochelle.

Bœuf : chez cet animal, le siège de prédilection de la maladie est l’angle de la mâchoire inférieure. Il apparaît en ce point une tumeur volumineuse, d’abord sous-cutanée, qui, d’un côté un peu à la fois, distend et perfore la peau tandis que de l’autre elle gagne en profondeur, dissolvant les muscles et détruisant les os. On distingue au sein de la tumeur, des masses opaques et jaunâtres, constituées par l’agglomération de

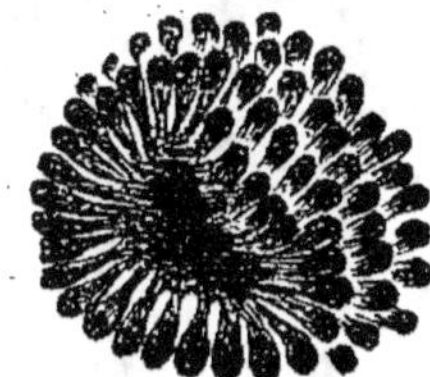

Fig. 71. — Actinomycose.

nodules de couleur jaune qui atteignent parfois la grosseur d’un grain de chènevis. Ces nodules constituent le parasite : ils sont dus à l’agrégation de petites boules d’Actinomyces (*Actinomyces bovis*) dont le diamètre est de un dixième de millimètre environ. Au microscope ces boules se montrent formées de filaments entremêlés, disposés en rayonnant et terminés à la périphérie par des corps reproducteurs renflés, longs de 4 à 12 millièmes de millimètre sur une largeur de 1,5 à 4 millièmes de millimètre (fig. 71).

Un peu à la fois la tumeur se transforme, se ramollit et il se forme des collections purulentes où les boules d’*Actinomyces* se montrent en abondance.

La lésion que nous venons de décrire ne se montre pas seulement à la mâchoire inférieure : on peut observer les mêmes tumeurs dans les ganglions voisins, dans le larynx, les parois de l'estomac, mais il est probable que ce sont alors des formations secondaires, dont le point de départ est la mâchoire inférieure.

Chez l'Homme, il semble que les choses puissent se passer différemment et que le point de départ de la maladie soit beaucoup plus variable : l'on voit bien plus souvent les viscères ou les séreuses envahis par le Champignon, sans aucun foyer extérieur manifeste. Il est vrai que des savants très autorisés prétendent que, dans ces cas, l'*Actinomyces* s'est développé primitivement dans une dent cariée, où il a échappé à l'observation et que c'est de là qu'il a pu infester l'organisme.

Il n'en est pas moins vrai que l'on observe quelquefois l'Actinomycose chez l'Homme dans les points où il fait d'ordinaire son évolution chez le Bœuf ou dans la région voisine : angle du maxillaire inférieur, apophyse mastoïde, région cervicale, etc. Dans ces cas les phénomènes sont identiques à ceux que l'on observe chez les animaux et la tumeur, médiocrement douloureuse, s'étend lentement et s'ouvre à l'extérieur à la façon d'un abcès, le Champignon se trouvant en abondance dans la matière purulente qui s'en écoule. Jusque-là, l'affection est purement locale et ne se manifeste pas par des troubles généraux et si l'intervention chirurgicale est suffisante, la guérison est assurée. Mais le plus souvent, la maladie étant méconnue, la lésion peut gagner les vertèbres cervicales, pénétrer dans la région crânienne, ou même, la tumeur peut perforer une veine et les éléments du Champignon, charriés par le sang, peuvent aller infester d'autres points de l'économie, cerveau, cœur, reins, foie, plèvres, etc. Il se produit dans tous ces points des sortes d'abcès dont les symptômes sont excessivement variables suivant la région où ils se sont formés et qui peuvent parfaitement donner le change au praticien : suppurations chroniques, abcès dentaires, phlegmons des vertèbres, pleurésies purulentes, etc., etc. ; on a vu quelquefois l'actinomycose simuler une tuberculose miliaire aiguë, par les innombrables petits foyers dispersés par tout le poumon : ces foyers sont absolument analogues à l'œil nu aux lésions tuberculeuses, mais ils présentent au centre les nodosités caractéristiques de l'actinomycose. Il résulte de tout ceci, que l'attention des médecins doit se porter sur l'étude de toutes les suppurations à grains jaunes, puisque ces derniers constituent la forme habituelle qu'affectent à l'œil nu les agglomérations du parasite.

D'après les statistiques fournies jusqu'à ce jour, l'actinomycose serait chez l'Homme, une affection très grave et la moitié des cas observés aurait eu une terminaison funeste.

Comment se fait l'infection de l'organisme dans les

cas d'actinomycose ? il est difficile jusqu'ici de rien préciser à cet égard, mais l'espèce de prédilection du Champignon pour la mâchoire et les régions voisines, semble faire croire que la muqueuse buccale ou ses dépendances, lui offrent le terrain le plus favorable et que c'est avec les aliments que le parasite s'introduit pour commencer son évolution dans les dents. Mais il ne s'agit ici que d'une simple hypothèse.

Est-ce bien l'*Actinomyces bovis* qui se développe chez l'Homme ou est-ce une espèce botaniquement voisine ? Il semble que l'on doive répondre par l'affirmative dans l'état actuel de la science. On a démontré que la maladie se reproduit par inoculation et qu'on peut l'inoculer par tous les points de l'épiderme ou de la surface des muqueuses et l'inoculation peut déterminer une actinomycose généralisée, mais, à la vérité, l'*Actinomyces* pris sur l'Homme ne s'est pas développé chez le Bœuf.

Les caractères botaniques de l'*Actinomyces bovis* sont très insuffisamment connus, même après les recherches récentes de Boström.

Mycetoma ou pied de Madura.

Cette maladie ainsi nommée de la ville de Madura, règne par toute l'Inde et on ne l'a observée que dans ce pays, sur les indigènes et sur les métis d'Hindous et de Portugais nés dans l'Inde ; elle est relativement rare, les hommes sont atteints dans une proportion beaucoup plus forte que les femmes ; le maximum de fréquence est vers l'âge de 35 ans.

Le siège de prédilection de cette affection est l'un ou l'autre des pieds, elle ne s'étend guère, en règle générale, au-dessus de la cheville.

Quand la maladie dure déjà depuis un certain temps, le pied tout entier a augmenté de volume, au point d'être dans certains cas deux ou trois fois plus volumineux qu'à l'état normal : l'organe représente une masse informe d'où semble sortir, par un étrange contraste, une jambe d'aspect squelettique. A la surface de la partie affectée on voit de nombreux orifices qui livrent passage à un liquide blanchâtre extrêmement fétide, et des tubérosités nombreuses qui peuvent atteindre le volume d'une petite noix avant de s'ulcérer. Les os subissent de profondes altérations, ils sont imprégnés d'une matière glaireuse particulière et remplis de kystes, communiquant avec la surface par des canaux qui se creusent un trajet dans la matière osseuse.

L'évolution du *pied de Madura* est lente, sa durée fort longue. L'affection n'a aucune tendance à la guérison et aucun traitement ne la modifie. Si les malades sont abandonnés à eux-mêmes, ou si la chirurgie intervient trop tard, ils périssent d'épuisement au cours d'une diarrhée ou de toute autre maladie intercurrente. L'amputation est le seul remède ; elle est ordinairement suivie de succès, il est certain qu'il ne se produit jamais de récidive.

Quelle est la cause de cette bizarre affection? Van-dyke Carter la considéra comme de nature parasitaire et lui assigna pour cause un Champignon étudié par Berkeley qui lui a donné le nom de *Chionyphe Carteri*. Si l'on examine le liquide qui s'écoule par les trajets fistuleux du pied malade, on voit qu'il tient en suspension une quantité énorme de corps brunâtres, visibles à l'œil nu, de structure filamenteuse, rayonnée, fort mal connus au point de vue botanique, mais qui peuvent, paraît-il, germer, dans un milieu artificiel, en formant une sorte de *moisissure de couleur rouge*. Dans les kystes se trouvent des masses noires plus ou moins sphériques, qui peuvent atteindre les dimensions d'une noisette et qui sont formés de filaments disposés en rayonnant du point central, cloisonnés, ramifiés, avec l'extrémité périphérique renflée en une masse de structure compliquée.

On voit par ce que nous venons de dire combien peu le Champignon qui détermine le pied de Madura, est connu au point de vue botanique et il y aurait certes là un sujet bien intéressant d'étude, tant au point de vue de la classification qu'au point de vue pathologique. En attendant, c'est avec raison, semble-t-il qu'on a rapproché cette maladie de l'actinomycose.

On ne sait encore rien sur la manière dont le *Chionyphe Carteri* pénètre dans l'organisme humain et en conséquence, la prophylaxie n'offre rien de certain. C'est seulement quand les cultures auront fait connaître lanature du parasite que l'on pourra être fixé à ce sujet.

Parasitisme des Aspergillus.

On donne le nom d'*Aspergillus* à des Champignons du groupe des Mucédinées qui sont des *moisissures* fort répandues. Leurs filaments végétatifs sont blancs et donnent naissance à des rameaux dressés terminés par un renflement aux dépens duquel naissent des chapelets de spores disposés en rayonnant, qui forment ainsi une sorte de bouquet terminal (fig. 72). Ces végétaux vivent d'habitude sur les fruits gâtés, les sirops, les confitures, etc., mais quelques espèces jouissent de la propriété de se développer dans le corps des animaux à sang chaud. Ce sont les *A. flavus, fumigatus* et *niger*.

Nous figurons l'*Aspergillus glaucus*, très voisin des précédents et qui forme une des moisissures vertes du pain.

L'attention des observateurs fut d'abord attirée sur ces plantes par l'effet de l'injection de leurs spores dans le sang du Lapin. Quand la quantité des pores injectées était très considérable, les animaux mouraient en quelques jours, présentant un grand nombre de foyers de développement de la moisissure dans les diverses parties du corps, surtout dans les reins ; les symptômes étaient très variables selon les points plus particulièrement lésés et l'on nota surtout des troubles curieux d'équilibre, dus au développement du Champignon dans l'oreille interne.

Mais ce n'est pas seulement dans l'expérimentation

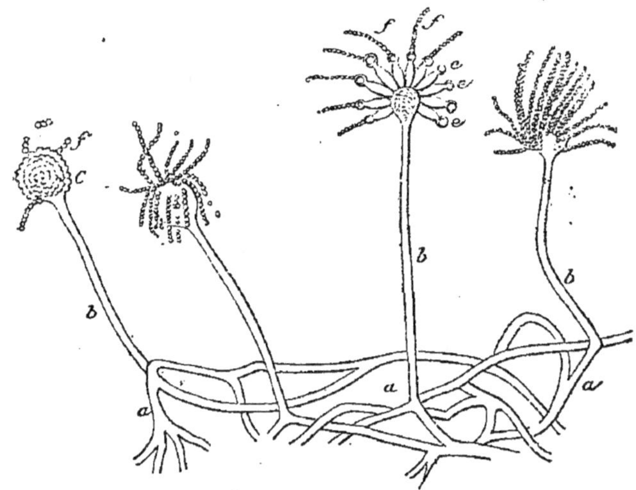

Fig. 72. — *Aspergillus glaucus*. — *a* mycélium ; — *b* branches sporifères terminées par le renflement *c;* — *e* corps qui portent les spores ; — *f* chapelets de spores.

que les *Aspergillus* ont été observés comme parasites des animaux ; ils peuvent aussi les infecter naturellement. Ainsi, ils déterminent des pneumonies graves chez les Oiseaux et on observe parfois dans les basses-cours de véritables épidémies déterminées par ces végétaux.

Des faits analogues ont été observés chez différents

Mammifères et même chez l'Homme ; il est possible que certaines formes de pneumonies soient déterminées, dans notre espèce, par les Aspergillus, car on a plusieurs fois trouvé ce Champignon dans les crachats et dans les bronches ; on a vu aussi l'*Aspergillus* se développer dans un cas d'ulcération de la cornée, et il n'est pas rare, de le rencontrer dans le conduit auditif externe sous forme de plaques noirâtres, par exemple dans les cas de perforation de la membrane du tympan avec sécrétion abondante de cérumen.

TRAVAUX GÉNÉRAUX A CONSULTER

Beneden (Van). — Mémoire sur les vers intestinaux. Paris, 1858, in-4°, avec 28 planches.— Les vers cestoïdes, leur classification, anatomie, développement. Bruxelles, 1850, in-4°, avec planches.

Blanchard (Raphaël). — Traité de zoologie médicale. Paris, 1886-1889, 1 vol. petit in-8°, avec figures.

Cobbold (T.-S.). — Parasites : A Treatise on the Entozoa of Man and Animals. London, 1879, in-8°.

Davaine (C.). — Traité des entozoaires et des maladies vermineuses, 2e édition. Paris, 1877, 1 vol. in-8°, avec 110 figures.

Chatin (Joannès). — Article *Parasites* du nouveau Dictionnaire de médecine et de chirurgie pratiques publié sous la direction du docteur Jaccoud, tome XXVI.

Dujardin (Félix). — Histoire naturelle des Helminthes. Paris, 1845, in-8°, avec planches (suites à Buffon).

Krabbe (H.). — Recherches helminthologiques en Danemarck et en Islande. Paris et Copenhague, 1866, in-4°.

Leuckart (R.). — Die menschlichen Parasiten und die von ihnen herrührenden Krankheiten. Leipzig, 1865-1868, 2te auflage.

Mégnin (P.). — Les Parasites et les Animaux parasitaires : Insectes, Arachnides, Crustacés. Paris, 1880, in-8°, avec 26 planches lithographiées.

Moniez (R.). — Essai monographique sur les cysticerques (Travaux de l'Institut zoologique de Lille, tome III, fasc. 1, 1880, in-4°, avec 3 planches). — Mémoire sur les Cestodes. Lille, 1881, in-4°, avec 12 planches.

Railliet (A.). — Eléments de zoologie médicale et vétérinaire. Paris, 1886, in-8°.

Robin (Charles). — Histoire naturelle des Végétaux parasites qui croissent sur l'homme et sur les animaux. Paris, 1853, in-8°, avec atlas de 15 planches coloriées.

TABLE ALPHABÉTIQUE

TABLE ALPHABÉTIQUE

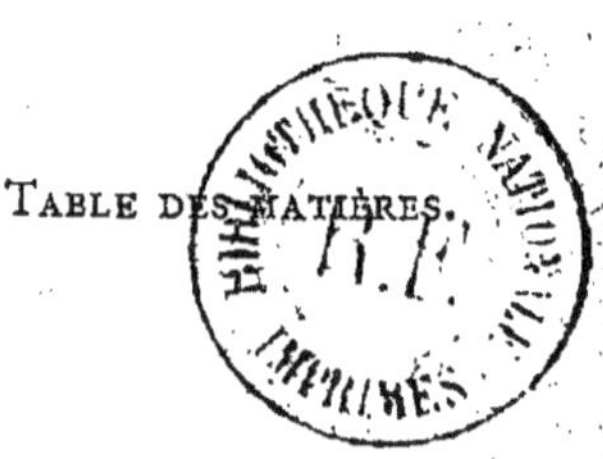

TABLE DES MATIÈRES.

BIBLIOTHÈQUE SCIENTIFIQUE CONTEMPORAINE

A 3 FR. 50 LE VOLUME

Nouvelle collection de volumes in-16, comprenant 300 à 400 pages,
imprimés en caractères elzéviriens et illustrés de figures intercalées dans le texte.

50 Volumes sont publiés.

La *Bibliothèque scientifique contemporaine*, d'un format commode et
d'un prix modique, s'adresse à tous ceux qui, désireux de ne pas rester
étrangers au mouvement scientifique de leur époque, n'ont ni le temps ni
la facilité de recourir aux sources.

Les questions d'actualité sont présentées avec des développements en
rapport avec leur importance, et débarrassées des formules techniques ;
les nouvelles découvertes et les nouvelles applications de la science sont
exposées à mesure qu'elles se produisent ; les recherches originales sont
vulgarisées par leurs auteurs.

Ménager le temps du lecteur, et lui présenter ce qu'il a besoin de connaître sous une forme condensée et attrayante, tel est le but que se pro-
posent les auteurs qui ont promis leur concours à cette œuvre de vulga-
risation.

Aucune traduction n'est admise à prendre place dans la collection : il
n'est publié que des livres originaux, par des auteurs écrivant en langue
française.

Parmi les plus illustres représentants de la science, qui concourent à la
rédaction de la *Bibliothèque scientifique contemporaine*, nous citerons :
MM. de Quatrefages, Albert Gaudry, Claude Bernard, de l'Institut et du
Muséum ; M. Fouqué, de l'Institut et du Collège de France ; MM. Duclaux
et Velain, de la Faculté des sciences ; MM. Ed. Perrier et B. Renault, du
Muséum ; MM. Brouardel et A. Gautier, de la Faculté de médecine ;
M. G. Planté, lauréat de l'Institut ; MM. Bouant et Maurice Girard, de
l'Enseignement secondaire ; M. Foville, inspecteur des établissements de
bienfaisance ; M. de Baye, de la Société des antiquaires de France ; M. Knab,
de l'École centrale ; MM. Riant, Galezowski, Moreau (de Tours), etc.

Paris n'est pas seul à fournir à la *Bibliothèque* ses collaborateurs. Au
nombre des savants qui lui prêtent le concours de leur talent, nous citerons : MM. Beaunis, A. Charpentier, Bleicher, Léon Garnier, Schmitt
et Vuillemin, de la Faculté de Nancy ; M. Azam, de la Faculté de Bordeaux ; MM. Cazeneuve, Loret et Max Simon, de la Faculté de Lyon ;

MM. Marion et Heckel, de la Faculté de Marseille; MM Moniez, Débierre, de la Faculté de Lille; M. Imbert, de la Faculté de Montpellier; M. Girod, de la Faculté de Clermont-Ferrand; MM. Bourru et Burot, de l'École de Rochefort; M. Lefèvre, de l'École de Nantes; M. de Saporta, correspondant de l'Institut, à Aix; M. de Folin, à Biarritz; M. Cullerre, à la Roche sur-Yon; M. Ferry de la Bellone, à Apt, etc.

En Belgique et en Suisse, M. Léon Frédéricq, de l'Université de Liège; M. Dollo, aide-naturaliste au Muséum de Bruxelles; M. Herzen, de l'Académie de Lausanne.

Dans le cadre de cette *Bibliothèque* sont comprises toutes les sciences physiques, chimiques, naturelles et médicales.

Parmi les sujets traités, nous signalerons :

En astronomie et en météorologie : *la Prévision du temps, les Phénomènes électriques de l'atmosphère, les Merveilles du ciel.*

En physique : *le Microscope, la Lumière et les Couleurs, les Anomalies de la vision.*

En Chimie : *le Lait, la Coloration des vins, les Ferments et les fermentations, l'Eau.*

En applications industrielles des sciences : *la Photographie, la Galvanoplastie et l'Électro-métallurgie, la Navigation aérienne, la Télégraphie moderne.*

En agriculture : *la Truffe, les Abeilles, l'Alcool.*

En minéralogie et en géologie : *les Tremblements de terre, les Vosges, les Minéraux utiles, les Volcans, les Glaciers.*

En paléontologie : *les Ancêtres de nos animaux, les Plantes fossiles, l'Origine des arbres cultivés.*

En anthropologie et en archéologie : *les Pygmées, l'Homme avant l'histoire, la France préhistorique, l'Archéologie préhistorique, l'Égypte au temps des Pharaons.*

En zoologie : *le Transformisme, Sous les mers, les Parasites, les Laboratoires de zoologie marine, la Famille et les Sociétés chez les animaux, les Industries animales.*

En botanique : *la Biologie végétale, la Vie des champignons.*

En physiologie : *Magnétisme et hypnotisme, le Somnambulisme provoqué, Double conscience et altérations de la personnalité, le Cerveau et l'Activité cérébrale, la Suggestion mentale, le Monde des rêves, Variations de la personnalité.*

En hygiène : *Nervosisme et névroses, le Cuivre et le Plomb, les Nouvelles Institutions de bienfaisance, Hygiène des orateurs, Hygiène de la vue.*

En médecine : *le Secret médical, Microbes et maladies, la Folie chez les enfants, Fous et Bouffons, les Frontières de la folie.*

TABLE DES MATIÈRES

ÉVREUX, IMPRIMERIE DE CH. HÉRISSEY